本书由"教育部人文社会科学研究规划基金项目"（项目号：16YJA840013）、"国家自然科学基金面上项目"（项目号:71673093）资助

我国农村老年人家庭贫困脆弱性健康风险识别与治理策略研究

王静◎著

Research on health risk identification of
poverty vulnerability of the elderly in rural areas
and targeted poverty alleviation strategy

中国社会科学出版社

图书在版编目（CIP）数据

我国农村老年人家庭贫困脆弱性健康风险识别与治理策略研究／王静著.
—北京：中国社会科学出版社，2020.6
ISBN 978 - 7 - 5203 - 6421 - 8

Ⅰ.①我…　Ⅱ.①王…　Ⅲ.①农村—老年人—健康状况—
关系—贫困问题—研究—中国　Ⅳ.①R161.7②F323.8

中国版本图书馆 CIP 数据核字（2020）第 071190 号

出 版 人	赵剑英	
责任编辑	王莎莎　刘亚楠	
责任校对	张爱华	
责任印制	张雪娇	

出　　版	中国社会科学出版社	
社　　址	北京鼓楼西大街甲 158 号	
邮　　编	100720	
网　　址	http://www.csspw.cn	
发 行 部	010 - 84083685	
门 市 部	010 - 84029450	
经　　销	新华书店及其他书店	

印　　刷	北京君升印刷有限公司	
装　　订	廊坊市广阳区广增装订厂	
版　　次	2020 年 6 月第 1 版	
印　　次	2020 年 6 月第 1 次印刷	

开　　本	710 × 1000　1/16	
印　　张	15.25	
插　　页	2	
字　　数	224 千字	
定　　价	88.00 元	

目　　录

前　　言

　　不论全球各个地区的经济发展程度、政治体系、福利制度如何，应对贫困始终都是各国需要面对的共同主题。对于经济发达、社会稳定且高福利制度的区域，即便他们已经基本消除了绝对贫困，也依然需要解决相对贫困的问题。然而在全球更多的区域，由于政治、经济、环境等多方因素的影响，绝对贫困依然大量存在。据世界银行2018 年最新发布的《贫困与共享繁荣2018：拼出贫困的拼图》①，虽然按照每天1.9 美元（依据2011 年购买力平价）的极端贫困线标准，2015 年全球极端贫困人口已经降至10% 以下，但是如果分别按照低收入国家典型贫困线标准（每天3.2 美元）和中高收入国家贫困线标准（每天5.5 美元），全球仍有约1/4 和1/2 的人群生活在贫困线以下。

　　中国作为最大的发展中国家，也是世界人口最多的国家。2015年联合国"千年发展目标"收官之时，中国消除极端贫穷和饥饿人口比例减半的成效为全球减贫事业作出了决定性贡献。而从2016 年以来，我国降低贫困绝对数量的成效更加举世瞩目。根据2019 年2 月国家统计局发布报告显示，截至2018 年末，全国农村贫困人口为1660 万人，比上年末减少1386 万人。按现行国家农村贫困标准，我国农村贫困人口从1978 年的7.704 亿人减少到2018 年的1660 万人，

---

① Mundial Banco, "Poverty and Shared Prosperity 2018: Piecing Together the Poverty Puzzle", Washington DC: Grupo Banco Mundial, 2018.

平均每年减贫人口规模接近 1900 万人，农村贫困发生率从 1978 年的 97.5% 减少至 2018 年的 1.7%，且预计到 2019 年底，我国的贫困人口"存量"将降低到百万级，这在近现代史上是前所未有的，对于基本解决中国千百年以来的绝对贫困问题具有重大意义，中国成为唯一实现快速发展和大规模减贫同步的发展中国家。

然而在未来较长一段时期，我们仍可能面临如何应对弱势人群的相对贫困问题，这其中农村老年人因健康导致的贫困尤其值得关注。因特有的疾病模式和社会经济地位，农村老年人为我国贫困弱势群体中最主要的构成部分。而在引致贫困的风险中，健康始终是最重要的风险之一。2017 年世界卫生组织报告显示，全球因病致贫[①]人数约 1 亿。在我国，虽然近年来贫困人口数量迅猛缩减，但健康始终是导致贫困的首要因素。随着其他致贫因素的影响减弱，因病致贫所占比例不降反升，由 2013 年的 42.2% 增至 2015 年的 44.1%。[②] 2018 年国务院扶贫开发领导小组提出，我国建档立卡贫困人口中仍有超过 40% 的人是"因病致贫"。

随着我国精准扶贫政策的持续优化，未来应对贫困时，除针对陷入贫困群体的帮扶和救助政策外，还需逐步建立致贫风险防范体系，从而对可能陷入贫困人群进行及时识别并采取有效干预措施，遏制其陷入贫困的可能性。因此，研究预估人群陷入贫困的可能性（贫困脆弱性）成为非常关键的科学命题。

本书从健康贫困脆弱性的概念辨析入手，分析健康贫困脆弱性的风险因素，并基于对我国部分地区 60 岁及以上农村老年人现场调查的数据资料，进行健康贫困脆弱性风险识别及其作用机制的分析研究，而后进一步梳理出基于健康贫困脆弱性风险因素的干预策略。因此，全书共包括六部分内容：第一章是关于健康贫困及脆弱性的概

---

① World Health Organization, *Tracking Universal Health Coverage*: 2017 *Global Monitoring Report*, 2017.

② 国务院新闻办公室：《健康扶贫工程"三个一批"行动计划发布会》，2017 年 4 月 21 日（http://www.gov.cn/xinwen/2017 - 04/21/content_ 5188005. htm#1）。

述；第二章介绍了农村老年人健康贫困脆弱性风险识别研究的设计思路与框架；第三章展示了农村老年人健康贫困脆弱性及识别分析结果；第四章梳理了我国健康贫困治理实践的历史沿革与成效；第五章分析了健康贫困脆弱性治理的国际经验；第六章在对相关理论进行分析的基础上，确定我国健康贫困及脆弱性治理的宏观目标及具体干预策略。

本书得到教育部人文社会科学研究规划基金"农村老年人健康贫困多维风险识别及治理策略研究"（16YJA840013）项目和国家自然科学基金面上项目"农村老年人健康贫困脆弱性多维风险识别及精准扶贫策略研究"（71673093）项目的资助。

本书的完成要感谢刘跃、李艾春、向琴、王雪莹、马樱等同学，他们参与了大量的现场调研和数据整理，以及文字梳理、编辑和校对工作。

由于笔者水平有限、撰写时间仓促，书中难免有不足之处。欢迎专家学者及广大读者学术争鸣，不当之处也恳请批评指正、不吝赐教。

第一章　健康贫困及脆弱性

贫困问题并不是一个新兴的话题，而是存在于人类社会发展过程一个相当长的时间跨度中。人类对贫困的研究可以追溯到一个世纪前的英国学者查尔斯（Charles Booth）[1] 和西博姆（Seebohm Rowntree）[2]。1945 年联合国成立之时，"消除贫困"被正式写入《联合国宪章》。1995 年联合国社会发展世界首脑会议提出了社会发展的三大主题，即消除贫困、减少失业和增强社会和睦，贫困问题被列为三大主题之首。

然而，贫困不是一个静态的概念，它随着社会经济的发展、人们认识能力的提升和生活水平的进步而变化着。伴随贫困理论的发展，人们对贫困的认识经历了从收入贫困到能力贫困再到权利贫困的漫长过程。因此，本章首先对贫困及其相关概念的内涵进行概述，梳理贫困脆弱性的概念、特征、测量方法及其与风险暴露的关系；其次在此基础上着眼于本书关注的健康贫困与健康贫困脆弱性，对二者之间的关系进行辨析，并剖析健康贫困的形成、特征及影响因素；最后再探讨我国健康贫困脆弱性人群特征及其风险应对策略，为后文进一步结合调研数据对我国农村老年人健康贫困脆弱性多维风险识别的定量分析及精准扶贫策略的研究奠定理论基础。

---

① Booth Charles, *Life and Labour of the People in London*, London: Macmillan, 1903.

② Rowntree Benhamin Seebohm, *Poverty: A Study of Town Life*, London: Macmillan, 1901.

第一节 贫困及脆弱性概述

本节将从贫困的概念入手，剖析贫困的界定方法及多维贫困的内涵，比较分析绝对贫困和相对贫困；接着进一步介绍贫困脆弱性的概念、特征；然后对贫困脆弱性的测量方法及其与风险暴露的关系进行梳理，以全方位了解贫困及贫困脆弱性的相关理论基础。

一 贫困的概述

（一）贫困概念的演进与多维视角

贫困的界定最初只涉及经济层面，1901 年英国经济学家西博姆（Seebohm Rowntree）在其著作《贫困：城镇生活研究》[①] 中提出：倘若一个家庭的总收入无法维持家庭成员最基本的生活需要，则代表这个家庭已处于贫困状态。1958 年，加尔布雷斯（Galbraith）[②] 提出个人贫困的判断标准除了其拥有的财富，还需考虑社会中其他人的收入。1981 年，世界银行在《世界发展报告》[③] 中指出：处于贫困状态的是这样一些人、家庭或群体，他们由于缺乏足够的资源，而难以获取其所在社会公认的、一般都能享受到的饮食、生活条件、舒适及参加特定活动的机会。1985 年，诺贝尔经济学奖获得者阿马蒂亚·森（Amartya Sen）首次提出了多维贫困和多维贫困识别的概念[④]，他认为，人类的贫困和发展问题应从人的"可行能力"角度进行考量，收入的贫困只是贫困的表现之一，而贫困的根源是人的基本可行能力被剥夺，因此贫困还包括一些客观指标方面的贫困，例如公平地获得教育、健康、饮用水、住房、卫生设施等，以及在享有社会基本福利

---

① Rowntree Benhamin Seebohm, *Poverty: A Study of Town Life*, London: Macmillan, 1901.
② Galbraith John Kenneth, *How Much Should a Country Consume?*, 1958.
③ World Bank, *World Development Report 1981*, Washington DC: World Bank, 1981.
④ Sen Amartya, "Commodities and Capabilities", OUP Catalogue, Oxford University Press, 1999.

主观感受上的贫困。阿马蒂亚·森还将这种能力归结为"追求自己认为的有价值的生活"的实施自由。

贫困的维度主要包括收入贫困、消费贫困、教育贫困、健康贫困、精神贫困等。收入贫困是指总收入不能满足维持身体正常功能所需的食品、住房、衣着和其他必需项目的最低要求，是我们理解的最传统和最普遍意义上的贫困概念。对于收入低下的人群，其在接受良好教育、享受医疗服务和改善生活环境等方面的能力更为缺乏，可能进一步陷入多维贫困。反之，未受过良好教育、健康状态较差的人群往往也不能赚取较高的收入。

在阿马蒂亚·森之后，美国著名经济学家、2015 年诺贝尔经济学奖获得者安格斯·迪顿[1]（Angus Stewart Deaton）又将贫困研究视角拓展到消费层面，也打破了以往仅从收入维度考量贫困的传统思维。他认为消费水平长期低于社会贫困标准的窘迫生活状态即消费贫困，具有两方面的表现——消费的数量和消费的质量。[2] 就消费的数量而言，贫困与人们能否获取足够的实物紧密相关；就消费质量而言，它还涉及居民消费的食物营养是否充分、消费结构是否合理、消费倾向是否发生变化、消费偏好是否易受外部因素影响等方面。

20 世纪 90 年代以来，越来越多的经济学家开始将社会排斥的概念引入贫困，他们认为即使一个人拥有殷实的财力，但如果他被主流社会经济、政治、文化活动所排斥，也依然是贫穷的。贺坤等在对我国农民工的研究中总结，农民工群体的贫困根源在于其非市民化身份导致的能力剥夺下的多维贫困，而不单是收入贫困的问题，在现行体制下，单纯的收入增长在帮助农民工摆脱贫困方面发挥的作用极其有限。[3]

---

[1] ［英］安格斯·迪顿、约翰·米尔鲍尔：《经济学与消费者行为》，龚志民等译，中国人民大学出版社 2005 年版。

[2] 孙咏梅、方庆：《消费视角下的贫困测度及精准扶贫探索——基于我国农村地区消费型贫困的调研》，《教学与研究》2017 年第 4 期。

[3] 贺坤：《精准扶贫视角下中国农民工收入贫困与多维贫困比较研究》，《经济与管理研究》2018 年第 2 期。

由此可见，贫困的概念从狭义的物质贫困演变到包括健康、教育等在内的"精神贫困"。与之对应，学界对贫困的探讨也从单一的经济贫困向多维的权利贫困、社会排斥和可行能力等向度发展，表明人类社会在福利、平等和人权方面的追求呈现出一个不断深化的变化过程。[①] 收入贫困在于考量是否拥有足够收入来购买满足基本生活所需的商品和服务（其更关注"投入"）；而多维贫困是指人们是否具备了实现基本可行能力所需的物品和服务（其聚焦于"结果"）。[②]

考虑到现实生活中消费贫困的识别和度量的取值较为困难，世界银行采用单一的"每天消费1.9美元"作为衡量国际贫困的现行标准。目前，测度多维贫困的最主要方法为阿尔基尔（Alkire）和福斯特（Foster）提出的A-F方法，此种方法在利用"双界线"法识别贫困后，对其测度进行分解，再比较各个维度的重要性以及对贫困的影响。[③] 基于A-F方法，能力贫困度量指标（用于衡量能力被剥夺的程度）由联合国发展计划署于1996年在《人类发展报告》中提出；到1997年，人类贫困指数得以提出，该指数由寿命剥夺、知识剥夺和生活水平剥夺三部分指标组成。[④] 在联合国开发计划署发布的《人类发展报告2013》中，多维贫困指数（Multidimensional Poverty Index，MPI）又被作为衡量国家发展水平的指标之一。

（二）贫困线与相对贫困

综上所述，虽然本质上贫困不仅包括贫困者的个体因素，还包括个人无力改变的社会因素、政府决策因素等，但是由于非经济因素的主观性和难以测度等特征，使得各国对贫困的界定仍然主要借助于经济因素。作为贫困理论扩展的三大重要方面——收入贫困、能力贫困

---

① 尹飞霄：《人力资本与农村贫困研究：理论与实证》，博士学位论文，江西财经大学，2013年。

② Haughton Jonathan, *Khandker S R*, *Handbook on Poverty + Inequality*, World Bank Publications, 2009.

③ 王盈怡等：《低保与城乡反贫困：一个多维贫困和多维不平等的视角》，《公共财政研究》2018年第6期。

④ UNDP, *Human Development Report*, 1996.

及权利贫困相互联系、密不可分。收入贫困是基础，因为收入低下导致消费不足，用于能力培育的支出低于正常水平，造成能力缺失，形成能力贫困；同时，收入贫困和能力贫困导致社会生活参与不足，基本权利缺乏有效保障，造成权利贫困；权利贫困又使得发展途径不足，引致收入低下以及能力缺失①，即形成了一个贫困陷阱。

作为对贫困最直观也是最广泛应用的定义，收入贫困的度量研究受到经济学家的重视，得以不断发展和完善。② 对于收入贫困的衡量首先要基于一定的贫困线。所谓贫困线，即是在特定时间、空间、社会发展水平下，维持人的基本生存所必需消耗的一揽子物品和服务的最低费用支出，它是一个用于识别家庭贫困与否的关键量化标准。③ 2015 年世界银行将贫困线上调至人均每天生活支出 1.9 美元，各个国家结合本国国情对此标准进行适当调整，用于衡量本国的贫困人口。2011 年底，我国政府将国家扶贫标准线设置为农民人均纯收入 2300 元/年。④

然而在一些经济发达地区，即便人们的收入水平普遍高于世界银行确定的贫困线，也并不意味着完全消除了贫困。在发达国家，需要解决温饱问题的贫困人口很少，大约只占到总人口的 1%—2%，而且这些人大多是身体有缺陷的，帮助他们的代价不会太高。然而占总人口 5%—20% 的边缘人群是贫困群体的主要组成部分，这些人的基本需求能够得到满足，但他们在拥有许多商品和服务方面被边缘化，他们大多是失业者或特殊群体，如单亲家庭中的妇女和儿童等。对这部分边缘群体的帮助，是反贫困工作的主要方面。这部分群体往往因大重病、子女上学、突发事件等原因造成家庭刚性支出过大，远超过

---

① 洪秋妹：《健康冲击对农户贫困影响的分析——兼论健康风险应对策略的作用效果》，博士毕业论文，南京农业大学，2010 年。

② 郭熙保等：《论贫困概念的演进》，《江西社会科学》2005 年第 11 期。

③ 黄潇：《健康在多大程度上引致贫困脆弱性——基于 CHNS 农村数据的经验分析》，《统计与信息论坛》2013 年第 9 期。

④ 同上。

家庭的承受范畴，这些因实际生活水平处于绝对贫困状态的困难群体被称为支出型贫困。支出型贫困家庭造成家庭刚性支出过高，跨出家庭的负荷边界，卷入"消费大于收入"的苦境。由此可见，收入型贫困的内核是低收入，难以保障基本生存需求；支出型贫困的要点是高支出，因不可避免的大额刚性支出，导致收不抵支。在这些地区，通常还会依据比例法来识别相对贫困人群，将一定比例（通常为5%或10%）的最低收入家庭确定为贫困家庭，其家庭人均可支配收入的上限即为该地区的相对贫困线。

在特定社会生产方式和生活方式下，当个人或家庭依靠劳动所得或其他合法收入不能满足其最基本生存需要时，就会出现生活温饱问题，难以维持劳动力再生产，即为绝对贫困。[1] 而相对贫困则是对特定参照群体而言的，即同一时期的不同地区或不同阶层成员之间由于主观认定的可维持生存水准的差别而产生的贫困。绝对贫困可以消除，但是相对贫困只能减缓却无法消灭，这是因为绝对贫困主要与经济发展水平相关，而相对贫困则与收入分配有关。[2] 随着社会不断发展，在我国，贫困的主要问题已经由消除绝对贫困发展到应对相对贫困。

随着社会、经济、政治和文化等的变迁，相对贫困的概念不断变动，且相对贫困人群的收入水平也随着经济的发展而改变，决定了相对贫困的衡量标准是一个变量，而非常量。[3] 相对贫困的根源在于社会经济发展的不平衡和国民收入的分配不均，但随着社会的多元化发展，我们必须认识到对贫困的认知、测度和治理必须要超越传统的收入维度，而且要将消费、教育、健康、精神、社会保障、获取信息和技术的机会等多个维度纳入进来，只有从上述不同维度来测度和理解贫困，才能更全面地衡量贫困，进而更合理地制定减贫政策。

---

[1] 国家统计局：《中国城镇居民贫困问题研究》报告和《中国农村贫困标准课题组研究》报告，1990 年。

[2] 祝伟等：《中国省际间农村居民收入结构和收入差距分析》，《中国人口资源与环境》2010 年第 4 期。

[3] 郭继强：《对于人类社会贫困问题的理论思考》，《甘肃理论学刊》1996 年第 6 期。

二 贫困脆弱性的概念与特征

（一）贫困脆弱性的概念

脆弱性的概念源起于自然灾害研究领域，最初由蒂默曼（Timmerman）于1981年提出[1]，之后逐渐扩展至气候变化、土地利用变化、健康与贫困等诸多研究领域，并进一步与可持续发展结合起来。[2] 脆弱性的概念在学术界并没有达成共识，在不同学科中的具体含义也存在差别，不同研究者根据自己对脆弱性含义的理解可能会给出不同定义。

里尔登（Reardon）等人认为脆弱性是在未来的一段时间内资产减少到某一基准以下的可能性，于是提出采取事前和事后分配资产的方式以降低脆弱性。[3] 格莱维（Glewwe）和霍尔（Hall）将脆弱性看作外界风险冲击（主要强调来自外界宏观经济的冲击）引致的一系列后果[4]，并基于此把脆弱性分为因政策变动引起的脆弱性和因市场变动引起的脆弱性两种。康杜尔（Condouel）和亨切尔（Hentschel）则提出贫困脆弱性是指可能会影响家庭收入、消费的各种风险对家庭福利的冲击。[5] 阿尔旺（Alwang）、西格尔（Siegel）和乔根森（Jorgensen）[6] 认为脆弱性是由于未来风险冲击的不确定性导致的家庭生活水平的下降，是对未来福利水平损失的预测；脆弱性是具有时间维度的变量，因此测量脆弱性应确定具体的时间；家庭可能遇到的风险

[1] Timmerman Peter: *Vulnerability, Resilience and the Collapse of Society: A Review of Models and Possible Climatic Applications*, Institute for Environmental Studies, University of Toronto, 1981.

[2] 储毓婷等：《国内外经济脆弱性研究述评》，《生态经济》（学术版）2013年第2期。

[3] Reardon Thomas, "Links between Rural Poverty and the Environment in Developing Countries: Asset Categories and Investment Poverty", *World Development*, Vol. 23, 1995.

[4] Glewwe Pall, "Are Some Groups More Vulnerable to Macroeconomic Shocks than others? Hypothesis Tests based on Panel Data from Peru", *Journal of Development Economics*, Vol. 6, No. 1, 1998.

[5] Coudoue Aline, *Poverty Data and Measurement. Preliminary Draft for a Sourcebook on Poverty Reduction Strategies*, Washington, DC: The World Bank, 2000.

[6] Alwang Jeffrey, "Vulnerability: A View from Different Disciplines", *Social Protection and Labor Policy and Technical Notes*, 2001.

冲击和其抵御风险的能力构成了这个家庭的脆弱性，陷入贫困的家庭因为福利水平低和抗风险能力差而脆弱。乔杜里（Chaudhuri）和沙巴（Shabham）等将一个家庭在时间 T 的脆弱性定义为这个家庭在时间 T + 1 将会陷入贫困的可能性。[①]

世界银行发布的 2000 年度《世界发展报告：与贫苦作斗争》[②]正式界定了"贫困脆弱性"的概念，认为脆弱性指个人或家庭面临各种风险冲击的概率，以及由于遭受风险冲击而导致财富损失或生活质量下降到某一社会公认水平之下的概率，并利用此概念来反映对风险冲击的复原性的测度（风险冲击造成未来福利下降的可能性）。此后关于贫困脆弱性的研究基本沿用这一定义或在这一定义的基础上进行发展、演进。如库尔（Kuhl，2003）将贫困脆弱性定义为"家庭遭受一个重大冲击并导致福利降到一个最低水平的倾向"[③]。

而从上述世界银行对脆弱性的定义可以看到，脆弱性包含两个方面：一是受到的冲击，二是抵御冲击的能力，脆弱性便是两者较量的结果。一般地，若受到的冲击相同，则抵御能力强的脆弱性就低；若抵御冲击的能力相同，则受到的冲击越大脆弱性就越高。对贫困脆弱性的深入研究，不仅可以帮助人们提高抵御风险的能力，同时还能够控制风险冲击发生的可能性，减少家庭福利的损失。

（二）贫困脆弱性特征

1. 前瞻性特征

脆弱性通常被视作一个前瞻性的概念，它以各种冲击对个人或家庭过去造成的福利损失为依据，结合各种冲击未来发生的可能性和个人或

---

① Chaudhuri Shubham，"Assessing Household Vulnerability to Poverty from Cross-Sectional Data: A Methodology and Estimates from Indonesia"，*Discussion Paper Series New York*: *Department of Economics*, *Columbia University*，2002.

② 世界银行：《2000/2001 年世界发展报告：与贫苦作斗争》，中国财政经济出版社 2001 年版。

③ Kuhl Ptricia K.，"Foreign-language Experience in Infancy: Effects of Short-term Exposure and Social Interaction on Phonetic Learning"，*Proceedings of the National Academy of Sciences*，Vol. 100，No. 15，2003.

家庭的应对能力，综合判断个人或家庭未来的福利水平变化趋势，这也就意味着除体现当下的贫困现实以外，脆弱性更重要的功能是预测个人或家户面对未来各种不确定性时陷入贫困的概率。[1] 因此，作为一个前瞻性的指标，脆弱性的目的即在贫困发生之前就发现潜在的贫困。[2]

2. 动态性特征

脆弱性还是一个动态的概念。收入贫困指标只能从静态的角度衡量贫困状态，即某一时刻个人或家庭是否处在贫困状态当中，而无法预测个人或家庭未来贫困发生的可能性。然而在现实生活中，个人或家庭福利很容易受到各种风险的冲击，例如伤病、家庭变故、自然灾害等，使得遭受风险冲击的个人或家庭易于陷入或者再次陷入贫困的深渊。另外需要指出，虽然较高的脆弱性总是出现在贫困的家庭中，但是脆弱性较高的家庭不一定就必然陷入贫困，如果其抵御冲击的能力能够得以改善，则其由贫困脆弱性变为实质性贫困的路径就有可能被阻断，从而遏制贫困的发生。

3. 相对性特征

脆弱性的相对性表现在两个方面：一是时间维度的相对性，即测算脆弱性一定要确定具体的时间维度，选择的时间维度不同，测得的脆弱性也不同。比如，一个家庭预计在一年之内不会陷入贫困，但如果定为未来三年，结果是有可能陷入贫困的。二是程度的相对性，即脆弱性的大小是一个相对概念，与不同对象相比得到的脆弱程度并不相同。因此，通常在对脆弱性进行测度时，还要制定一个脆弱线，这样才可以将结果划分为脆弱与不脆弱。

此外，研究发现，随着多维贫困的变化，多维贫困脆弱性也会发生变动。[3] 具体体现在家庭户主年龄越大，家庭多维贫困脆弱性越高；受教育年限越高，家庭多维贫困脆弱性越低；家庭多维贫困脆弱性随

---

① 叶初升等：《动态贫困研究的前沿动态》，《经济学动态》2013 年第 4 期。

② 刘伟：《健康风险对农户贫困脆弱性的影响及对策研究》，硕士学位论文，西北农林科技大学，2014 年。

③ 李丽忍等：《我国农村家户多维贫困脆弱性的测度分析》，《统计与决策》2019 年第 11 期。

家户人数的增加呈现出先减小后增大的规律。

基于贫困脆弱性的上述特征，贫困和贫困脆弱性是既有一定关联而又有本质区别的两个概念。贫困是能够直接观察得到的，只要有一个确定的贫困线，就能判断一个家庭是否贫困。但是脆弱性是未来陷入贫困的可能性，与未来的风险冲击有关，是不能直接观察得到的，需要通过一定的手段来预测。因此，关注贫困的脆弱性强调了对贫困的事先预防，就如同在卫生领域，既要对那些已经患有疾病的患者采取治疗措施，又要对那些具有患病风险的人群采取预防性措施。

三　贫困脆弱性的测量与风险暴露

（一）贫困脆弱性的测量

贫困脆弱性测量方法之一是在对不同时期的家庭消费或者收入水平进行测算，进而得到家庭未来消费或者收入在某个区间分布概率的界定之后，用可观测到的变量和冲击因素对收入进行回归从而得到未来收入的表达式，并假设收入的对数服从正态分布，由此得到未来收入低于贫困线的概率。这种测算方法被称为预期贫困脆弱性，它是综合了可观测和不可观测特征后对未来贫困可能性的预测。但这种测算方法最终只能判断家户存在贫困脆弱性与否，而不能测得家户脆弱致贫的深度。[1]

因此，科迪（Coady）基于上述测算方法进行了修正和完善，将贫困脆弱性定义为不同状态下损失程度的期望值[2]，提出了期望效用脆弱性。测算期望效用脆弱性需要首先给定某一均衡消费（一般指贫困线）的期望效用水平，再将某个人或家庭的期望效用水平与之对比，若大于均衡消费的期望效用水平，则该个人或者家庭不脆弱，反之则脆弱。[3] 此种方法可以进行不同贫困脆弱性家庭之间脆弱程度的

---

① Bartfeld Judith, "SNAP, Food Security, and Health", *University of Wisconsin-Madison, Institute for Research on Poverty*, 2015.

② Coady David, "Targeted Anti-Poverty Interventions: A Selected Annotated Bibliography", *International Food Policy Research Institute, Mimeo*, 2003.

③ Ligon Ethan, "Measuring Vulnerability", *Economic Journal*, Vol. 113, No. 486, 2003.

度量和比较，有助于找出脆弱致贫深度更高的家庭，从而将扶贫政策精准定位于需求最为迫切的人群，提高扶贫政策的针对性和实施效果。

德尔康（Dercon）又提出了脆弱性测量的第三种方法——风险暴露脆弱性，其基本逻辑是当面临风险时家庭如何选择消费使得其效用最大化。[1] 此方法是利用已经发生的风险冲击结果来研究脆弱性[2]，即在风险冲击引致家庭福利损失时，若家庭缺乏有效的风险管理措施，则其当前的消费水平会受到一定程度的影响。换言之，这种消费水平的变动在一定程度上也是家庭暴露在不确定性风险之下的后果，可用于反映脆弱性。因此，风险暴露脆弱性并未对脆弱性进行直接度量，而是通过消费水平对于风险冲击下的收入变动水平的敏感程度来反映脆弱性的程度——风险对福利造成的冲击越大，家庭应对风险的能力越弱，其脆弱性就越大。其中，以未来陷入贫困的概率来衡量贫困脆弱性（预期贫困脆弱性），因其对数据的要求相对较低，是现在最主流的脆弱性测量方式。麦卡克洛（McCullouch），和卡兰德里诺（Calandrino）认为，利用未来陷入贫困的概率衡量贫困脆弱性既有利于提高贫困研究的精确性，又将风险和家庭风险承受能力结合了起来。[3] 此外，克拉森（Klasen）和魏贝尔（Waibel）等人提出，测算未来陷入贫困的概率需要设定一个临界值[4]，设定的依据应参考家庭所处的宏观经济环境、个体资源以及当地的微观经济环境等因素。

在通常情况下，脆弱值的测量取决于四个因素，包括贫困线的设定、永久性收入估计方法、期限的选择以及脆弱线的设定。不同的贫

---

[1]　Dercon Stefan, "Vulnerability, Seasonality and Poverty in Ethiopia", *The Journal of Development Studies*, Vol. 36, No. 6, 2000.

[2]　Novignon Jacob, "Health and Vulnerability to Poverty in Ghana: Evidence from the Ghana Living Standards Survey Round 5", *Health Economics Review*, Vol. 2, No. 1, 2012.

[3]　McCulloch and Neil, "Vulnerability and Chronic Poverty in Rural Sichuan", *World Development*, Vol. 31, No. 3, 2003.

[4]　Klasen Stephan, "Vulnerability to Poverty in South-East Asia: Drivers, Measurement, Responses, and Policy Issues", *World Development*, 2015.

困线设定会导致不同的脆弱性结果，如以国际贫困线 1 美元、2 美元为贫困线来测算的脆弱值往往会不同。未来永久性收入估计法的不同也会引起估计值的较大差异，如以家庭各年度的消费值测算的脆弱性和以各年度收入均值测算的脆弱性会有较大不同；特别是对于具有高储蓄、低消费特征的农村家庭，采用不同永久性收入估计方法测得的脆弱值结果往往会存在较大差异。在期限的选择方面，原则上是时间越长越好，不同期限选择会直接影响到估计参数。此外，不同脆弱线设定下的脆弱值也会有较大不同，在国内外研究中常用的脆弱线为 50%（未来发生贫困的概率如果高于 50% 就被定义为脆弱的），但也有研究以贫困家庭数占家庭总数的比例作为脆弱线划定标准。

基于上述贫困脆弱性测量方法，万广华利用 1995—2005 年中国农户的面板数据，对各种贫困脆弱性测度方法的准确性进行了比较分析[1]，并提出贫困脆弱性预测的精准度取决于贫困线、脆弱线和家庭未来收入均值计算方法。黎洁以陕西省山区农户为对象，分析其贫困脆弱性，并利用分层模型对预期贫困脆弱性的测量方法加以完善和改进。[2] 李小云则结合我国实际，探索出一套适合测量我国家庭贫困脆弱性的指标方法。[3] 周君璧利用中国家庭收入调查数据，对中国农村家庭的预期贫困脆弱性进行测量，并将测量结果与家庭主要支出项进行关联分析后得出结论：未来一年内中国农村家庭陷入贫困的可能性仍然较高，且三类家庭最容易脆弱，即食品支出比例高于 50%、医疗支出比例超过 10% 以及子女教育支出比例为 10%—30% 的家庭。[4]

（二）脆弱性风险及类型

旨在减少贫困脆弱性和阻止贫困转移的预防性反贫困措施不能局

---

[1] 万广华等：《如何更准确地预测贫困脆弱性：基于中国农户面板数据的比较研究》，《农业技术经济》2011 年第 9 期。

[2] 黎洁等：《西部山区农户贫困脆弱性的影响因素：基于分层模型的实证研究》，《当代经济科学》2009 年第 5 期。

[3] 李小云：《2020 年后扶贫工作的若干思考》，《国家行政学院学报》2018 年第 1 期。

[4] 周君璧等：《农村家庭贫困脆弱性与扶贫对象精准确定》，《贵州社会科学》2017 年第 9 期。

限于贫困和脆弱性的直接表现，还应更多关注贫困和脆弱性的多种潜
在原因，只有如此才能对症下药。换言之，研究贫困脆弱性还需要重
点研究家庭面临的各种风险。风险就是指那些有可能发生的、会影响
家庭福利的不可控制的事件，比如失业风险、健康风险、自然灾害，
以及人们经常遇到而又容易被人们忽略的健康风险等。

　　越来越多的研究表明，人群面对的风险特征和级别、风险管理机
制的范围、所处的环境等对贫困脆弱性的程度起到决定性作用。世界
粮食计划署 1995 年制定的贫困人口脆弱性分析框架提出了贫困脆弱
性的三个主要影响因素——风险因素（与脆弱性呈正相关）、抵御风
险的能力（与脆弱性呈负相关）、社会服务体系（指某一地区的社会
发展水平，与脆弱性呈负相关）。[1] 霍尔茨曼（Holzmann）等人认为
贫困脆弱性构成了社会风险最重要的部分。[2] 在斯卡拉莫齐诺（Scar-
amozzino）等人看来，贫困脆弱性的本质是一种风险[3]，且贫困家庭
和非贫困家庭在这种风险上存在差异，非贫困家庭面临的风险是将来
降到贫困线标准以下，而当前已经贫困的家庭面临的风险是维持当前
贫困或陷入更深的贫困。林德特（Lindert）等认为贫困脆弱性与风险
紧密相连，同时提出致贫风险因素既包括自然灾害、社会制度和福利
政策等外部风险因素，还包括个人健康与教育以及家庭因素。[4] 此外，
黄承伟的研究也表明贫困脆弱性是由风险造成的，贫困脆弱性的大小
受风险以及个体或家庭抵御风险能力的共同影响；而由于穷人抵御风
险能力较弱，遭受风险冲击后其维持贫困或陷入贫困的概率将更高。[5]

---

　　① 韩峥：《广西西部十县农村脆弱性分析及对策建议》，《农业经济》2002 年第 5 期。

　　② Holzmann Robert, *The World Bank's Approach to Social Protection in a Globalizing World*, Washington DC：The World Bank, 2003.

　　③ Scaramozzino Pasquale, "Measuring Vulnerability to Food Insecurity", *ESA Working Paper*, 2006.

　　④ Lindert Kathy, "Vulnerability: A Quantitative and Qualitative Assessment", *Guatemala Poverty Assessment Program*, 2002.

　　⑤ 黄承伟等：《贫困脆弱性：概念框架和测量方法》，《农业技术经济》2010 年第 8 期。

哈特根（Harttgen）和吉恩（Gunther）研究表明[①]，协同性风险冲击对农村家庭的贫困具有重要影响，而特殊性冲击对农户家庭的脆弱性有相对较高的影响。

世界银行按照风险发生的层面将其概括为微观、中观和宏观三个方面。[②] 其中微观风险通常指特有的、仅对特定的家庭或个人产生影响；中观风险则作用于整个社区或村庄；宏观风险则指国家或国际层面。中观和宏观层面的风险是共有的，将对某个群体的所有家庭及个人产生影响（见表 1 - 1）。

表 1 - 1 　　　　　　　　　　风险的主要来源

风险类型	微观	中观	宏观
自然风险		暴雨 滑坡 火山喷发	地震 洪水 干旱 暴风
健康风险	疾病 受伤 残疾 老龄 死亡	流行病	
社会风险	犯罪 家庭暴力	恐怖主义 帮派活动	市民冲突 战争 社会动荡
经济风险	失业 歉收 破产	重新安置	粮食价格变动 增长滑坡 恶性通货膨胀 国际收支、金融或货币危机 技术冲击 贸易条件冲突 经济改革的转轨成本

---

① Harttgen K. and Gunther I. , " Estimating Vulnerability to Covariate and Idiosyncratic shocks", *Ibero America Institute for Econ Research Discussion Papers*, 2006.

② 世界银行：《2000/2001 世界发展报告：与贫苦作斗争》，中国财政经济出版社 2001 年版。

续表

风险类型	微观	中观	宏观
政治风险		暴乱	政治上不支持 社会项目
环境风险		污染 森林砍伐和灾难	

资料来源：摘自 Holzmann and Jorgensen① （1999）；Sinha and Lipton② （1999）；世界银行③ （2000）。

由于家庭面临的风险冲击可能会对家庭的收入产生影响，家庭的消费也会随之下降，即贫困脆弱性的存在会引起消费水平的波动。则此时可以用预期消费与确定性的贫困线之间的差额来代表贫困脆弱性的值，于是其效用函数被划分为贫困与风险两个部分，分别称为协同性风险和异质性风险。④ 此外，也有学者利用家庭确定性等值效用与预期家庭消费之间的差额进行脆弱性界定，并提出贫困、协同性风险、异质性风险和不确定性风险共同组成了家庭的脆弱性。⑤ 为减小家庭脆弱性，降低不确定性风险是更易付诸实施的，但在经济发展的背景下，减少不确定性的努力有时可能对经济潜力产生负效果，例如，家庭可能会为了规避风险而放弃收益更大的生产活动。温伯格（Weinberge）等人则在区分风险的协变和异质特性的同时，将风险划

① Holzmann Robert and Jorgensen S. , "Social Protection Sector Strategy Paper: the World Bank, Social Protection Sector Human Development Network", *Journal of International Development*, Vol. 11, No. 7, 1999.

② Sauratbh Sinha and Lipton, "Damaging Fluctuations, Risk, and Poverty: A Review, Background Paper for the World Development Report 2000/2001", *World Bank*, 2000.

③ 世界银行：《2000/2001 年世界发展报告：与贫苦作斗争》，中国财政经济出版社2001 年版。

④ Ligon Ethan A. , "Evaluating Different Approaches to Estimatin Vulnerability", *Social Protection Discussion Paper*, 2004.

⑤ Stefan Dercon, "Vulnerability, Seasonality and Poverty in Ethiopia", *Journal of Development Studies*, Vol. 36, No. 6, 2000.

分为四类——生产风险、健康风险、社会风险和制度风险。[①] 德尔康（Dercon）结合农户的各类资源、收入、消费以及制度安排，探索出一个风险识别与评估的框架，其将农户的风险分解为资产风险、收入风险和福利风险三类（见表1-2）。

表1-2　　　　　　　　　　农户风险识别与评估框架

风险类型	风险来源	可能遭受的风险
资产风险	物质资本	自然灾害导致资产毁损
	土地资本	土地制度的不稳定
	金融资本	通货膨胀、汇率变动导致本币贬值
	公共物品	公共物品权责不明确
	人力资本	失业、疾病、丧失劳动力
	社会资本	承诺、信用的不稳定
收入风险	资产回报	收入与资产价格相关
	资产处置	生产中获得投入产品及现金支持的不确定性
	创收活动	产量风险、价格风险
	储蓄投资	资产的收益风险（贬值）
	转移汇款	非正规安排的不可靠
	经济机会	难以获得完全的信息和知识
福利风险	教育	公共提供的不确定性，教育成本高
	营养	消费品价格波动
	能力剥夺	缺乏获取效用的能力
	社会排斥	被边缘化

资料来源：Dercon Stefan，"Assessing Vulnerability. Draft, Jesus College and CSAE"，*Department of Economics*. Oxford University，2001.

---

① Weinberge K.，"The Role of Local Organizations in Risk Management：Some Evidence from Rural Chad"，*Quarterly Journal of International Agriculture*，Vol. 39，No. 3，2000.

第二节　健康与贫困脆弱性

　　本节将探讨本书所关注的健康贫困与健康贫困脆弱性，先对健康贫困的形成机理、特征及影响因素进行分析，然后引入健康贫困脆弱性的概念，探讨其与健康贫困的区别与联系，并剖析我国健康贫困脆弱性的人群特征，为后面展开我国农村老年人健康贫困脆弱性识别研究奠定基础。

一　健康风险与健康贫困

（一）健康风险冲击的作用机理

　　世界卫生组织在 1946 年成立之初就在其宪章中赋以健康权威定义：“健康是一种在身体上、心理上和社会上的完美状态，而不仅仅是指没有疾病和虚弱。”关于健康的探讨，学术界主要从能力和权利两个视角出发。[①] 其一，健康是一种能力，一种为保障个体在身体、精神、社会适应能力与自我感觉上取得良好平衡的风险承担能力；[②] 其二，健康是一种人权，无论是国际上的《阿拉木图宣言》《世界人权宣言》，还是我国的《宪法》，都明确规定了对于健康权利的保障。健康是个体获取社会资源、实现自我发展的人力资本，是家庭乃至整个社会良性运行的重要保障。

　　然而，相当数量的家庭仍然陷于健康贫困的泥沼里无法自拔，健康致贫对贫困的贡献度愈加显著。在史蒂文（Steven Russel）看来，健康风险主要强调疾病所造成的经济损失，而福利损失的后果就会带来经济贫困。[③] 健康风险会降低家庭创造收入的能力，通过两种方式

[①]　陈化：《健康贫困与卫生公平》，《学术论坛》2010 年第 7 期。

[②]　Hass-Martin Sass，“Individual Health Risk and Care Ethics，Bioethcs and Biopolitics”，*Chinese Medical Ethics 01*，2007.

[③]　Russell Steven，“The Economic Burden of Illness for Households in Developing Countries：A Review of Studies Focusing on Malaria, Tuberculosis, and Human Immunodeficiency Virus/Acquired Immunodeficiency Syndrome”，*The American Journal of Tropical Medicine and Hygiene*，Vol. 71, No. 2, 2004.

产生作用：一是健康风险直接影响家庭收入，家庭成员由于健康问题而丧失劳动能力，从而收入减少；二是健康风险间接影响家庭收入，即面临健康风险冲击产生的额外支出时，家庭会减少在生产经营方面的投资，进而影响家庭的长期收入。[①]

疾病会增加家庭医疗费用的支出，给家庭带来巨大的直接疾病经济负担和间接疾病经济负担，直接疾病经济负担包括诊疗费、住院费、检查费等直接医疗负担，交通费、住宿费、营养费等直接非医疗负担；间接疾病经济负担如因病休工、因病误工和家人陪护等成本。疾病会造成个体劳动能力下降，从而创作收入的能力降低，严重者会造成劳动能力的丧失，当医疗费用支出超过了家庭的收入且家庭增收能力下降时，家庭便会因此陷入贫困。贫困的家庭由于支付能力的限制，其参与医疗保障、卫生保健服务和获得优质医疗服务的机会更为缺乏，因而易于出现健康状况下降、疾病的发生或加剧等情况。对于缺乏支付能力的贫困家庭，若不能享有充分医疗保障，则其致贫因素将始终存在，依然会处于脆弱不稳定状态，导致因病致贫返贫长期存在。[②] 马志雄研究发现，对于罹患大病的农户，其贫困程度越高，则面临的筹资约束问题越严重。[③] 由此可见，健康风险既是贫困发生的原因，也是贫困造成的后果。健康贫困与收入贫困往往互为因果，导致了"因病致贫""因贫致病"的恶性循环（见图 1-1）。

（二）健康贫困风险特征

世界卫生组织发布的《全民健康覆盖情况追踪：2017 年全球监测报告》显示，当前全球因病致贫的人数达到一亿。[④] 根据我国国务院

---

① 刘伟：《健康风险对农户贫困脆弱性的影响及对策研究》，硕士学位论文，西北农林科技大学，2014 年。

② 陈菊：《健康扶贫可持续路径探析》，《卫生经济研究》2019 年第 4 期。

③ 马志雄等：《大病冲击、经济状况与农户筹资约束相互影响机制研究——基于四川童寺镇 1105 个农户的调查》，《统计与信息论坛》2013 年第 5 期。

④ World Health Organization and The World Bank, *Tracking Universal Health Coverage: 2017 Global Monitoring Report*, 2017.

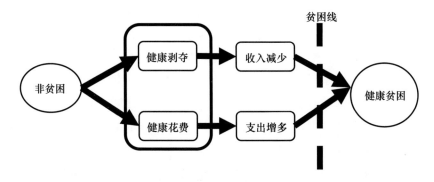

图 1 - 1　因病致贫图

扶贫办建档立卡统计数据，2013 年我国因病致贫、因病返贫贫困户有 1256 万户，占建档立卡贫困户总数的 42%。而到 2015 年底，国家卫生与健康委员会数据显示，因病致贫、因病返贫的贫困人口占整个贫困人口的比例仍高达 44.1%。截至 2019 年上半年，我国已有 670 万户因病致贫返贫贫困户实现脱贫，但健康贫困始终占据所有致贫因素的首位。甚至随着其他原因致贫人群不断脱贫，因病致贫人群所占相对比重还一度出现不降反升的状况，充分说明了遏制健康贫困的任务尤为艰巨。

健康贫困是在健康风险冲击下，出现健康能力剥夺和健康机会丧失的一种综合脆弱状态，具体表现有健康脆弱性、经济脆弱性和社会脆弱性等。[1] 其中，健康脆弱性是指由于自身健康资本存量低，易于遭受健康风险冲击；经济脆弱性是指经济收入、消费获取方面的弱势，抵御疾病经济风险的能力不足，甚至发生灾难性医疗支出；社会脆弱性是指社会制度性保障、医疗服务资源获取方面的不足，造成风险处理成本增加，使得健康状况和经济状况进一步恶化，加大疾病经济负担。有学者将健康贫困定义为由于在健康保障、基本医疗服务方面的机会丧失和能力剥夺造成的健康水平低下，进而导致收入的减少

---

① 黄薇：《医保政策精准扶贫效果研究——基于 URBMI 试点评估入户调查数据》，《经济研究》2017 年第 9 期。

和贫困的发生。[1]

因此，健康贫困具有以下特征：

一是动态性。随着社会和经济的发展、时代的进步以及人民生活水平的改善，健康贫困的概念也会发生改变，因而是具有历史性、区域性和多维性的动态概念。[2] 它随着社会经济的发展变迁、人们认识的提高和生活水平的进步而不断变化着。一个当前非贫困的家庭，很可能由于某一家庭成员健康状况的下降，随时遭受健康风险冲击而陷入贫困。事先遏制健康贫困不仅应考虑当前低水平的健康状况，还应该包括未来可能面对的各种健康风险，因为健康贫困的发生是随机的。

二是持续性。在我国，癌症的发病率和死亡率还在攀升，并已逐渐成为疾病死因首位，随着重大疾病带来的高额医疗费用致使我国农村地区仍然面临严峻的因病致贫、因病返贫问题。慢病、大病、重病往往具有持续时间较长甚至终生不愈的特点，由此带来的严重健康风险冲击会对农民的长期创收能力造成损害，而农民的社会保障可及性又较差，因而一旦患上慢病、大病、重病，其所带来的不利影响将是长期而深远的。[3] 研究表明，大病冲击对农户人均纯收入有显著的负面影响，且冲击效应的持续时间约为 15 年。[4] 有学者的研究结果也得到结论：因病致贫并非是暂时性冲击，因病致贫的农户在未来两年内陷入贫困的概率至少是非贫困农户陷入贫困的 2.2 倍。[5]

三是影响因素广泛。一些学者对健康贫困的风险因素展开研究，

---

① 陈迎春：《我国农村健康贫困及农村医疗保障制度理论与实践研究》，博士学位论文，华中科技大学，2005 年。

② Benatar Solly Robert, "The Poverty of the Concept of Poverty Eradication", *South African Medical Journal*, Vol. 106, No. 1, 2016.

③ 刘颖：《农村贫困问题特点、成因及扶贫策略》，《人民论坛》2013 年第 35 期。

④ 高梦滔等：《健康风险冲击对农户收入的影响》，《经济研究》2005 年第 12 期。

⑤ 陈在余等：《农户因病致贫的动态变化及其影响因素分析》，《湖南农业大学学报》（社会科学版）2017 年第 6 期。

其实质就是探索某些因素是如何影响个体的健康状况，从而降低其创收能力，导致了贫困的发生或加剧。研究表明文化闭塞[1]、地区收入不平等、卫生服务可得性差[2]、参与健康保障的机会丧失[3]等因素都可能导致健康贫困。例如，文化贫困导致人群的健康水平下降，同时又使得参与社会经济活动的能力被削弱，从而进一步造成经济收入下降和贫困的加剧，形成健康水平与贫困状态的恶性循环局面。奥修（Oshio）等人分析地区收入不平等与健康的关系得到，地区收入差距与居民健康状况呈显著的正相关关系。[4]

（三）健康贫困风险影响因素

导致农村家庭健康贫困的风险因素是多维且复杂的，不仅涉及家庭的内部特征，如经济收入、家庭负担系数、家庭成员健康状况和医疗保障水平等，还与家庭外部的环境也有一定的联系。归结起来主要包括四个方面：家庭健康水平、家庭资本存量、正式应对机制和外部环境。但整体看来，家庭内部特征的风险因素是导致健康贫困的核心因素。

贫困人群的健康贫困状况除反映出其自身经济收入状况较差以外，也意味着在多因素多通道的协同作用下，其健康状况可能会受到严重负面影响。[5]由于健康冲击严重影响个体的收入和财富约束，使得个体偏重当期消费，而生产性支出与健康投资不足，进而造成或加剧其生活的贫困程度。有学者利用2000—2009年间追踪调查数据测量居民的贫困脆弱性和健康效用指数，发现居民健康水平与其贫困脆弱性呈现明显的负相关关系，居民健康水平每下降10%，贫困脆弱

[1] Diego Battiston, "Income and Beyond: Multidimensional Poverty in Six Latin American Countries", *Social Indicators Research*, Vol. 112, No. 2, 2013.

[2] 陈迎春：《我国农村健康贫困及农村医疗保障制度理论与实践研究》，博士学位论文，华中科技大学，2005年。

[3] Oshio Takashi, "Income Inequality, Area-level Poverty, Perceived Aversion to Inequality, and Self-rated Health in Japan", *Social Science & Medicine*, Vol. 69, No. 3, 2009.

[4] Ibid..

[5] 邓利虹等：《城市贫困人群健康贫困负效应与政府救济策略分析》，《卫生经济研究》2015年第7期。

性大约会上升 6%。①

　　研究表明，家庭健康贫困风险与其拥有的各种资本（包括物质资本、人力资本、社会资本等）存在联系，这是因为利用这些资本可以提高家庭谋生能力，创造出可以满足消费的收入。健康资本存量低、健康能力不足的个体面临健康风险冲击的概率更大。对于贫困家庭而言，其抵御风险冲击的能力较弱，并且获得资金帮助的能力也更为不足，因而一旦遭受健康冲击，陷入健康贫困的风险将更大。② 有学者将灾难性医疗风险家庭划分为费用高、病情重、收入低、家庭弱四个维度③，并分析认为，按此顺序每符合一个维度标准，灾难性医疗风险便提高一个等级。

　　研究显示，社会保障制度、医疗保险等正式应对机制对健康贫困风险存在重要影响。对于罹患疾病的个体若不能依靠自身能力化解健康风险，又缺乏社会性制度保障或群体间的风险分担机制，无法享有适宜质量、可及性高的医疗服务，那么受限于社会资源获取能力的社会脆弱性，其很难获得及时的健康干预，从而易于陷入健康贫困状态。④ 研究表明，参与医疗保险和提高医疗保险保障水平的减贫效果在健康方面均具有异质性，即对健康状况差的群体有显著的减贫效果，而对健康状况好的群体减贫效果不显著。⑤ 此外，由于贫困人群或地区未参与医疗保险的比率更高，当遭受健康冲击时就会面临更高的贫困风险。⑥

　　外部环境也是健康贫困重要风险因素之一。研究表明，居住在气候不利于农业生产或自然资源有限的地区，或者是产业活动和工作机

---

　　① 黄潇：《健康在多大程度上引致贫困脆弱性——基于 CHNS 农村数据的经验分析》，《统计与信息论坛》2013 年第 9 期。

　　② 马志雄等：《大病冲击、经济状况与农户筹资约束相互影响机制研究——基于四川童寺镇 1105 个农户的调查》，《统计与信息论坛》2013 年第 5 期。

　　③ 褚福灵：《灾难性医疗风险家庭的认定》，《中国医疗保险》2016 年第 11 期。

　　④ 翟绍果：《健康贫困的协同治理：逻辑、经验与路径》，《治理研究》2018 年第 5 期。

　　⑤ 刘子宁等：《医疗保险，健康异质性与精准脱贫——基于贫困脆弱性的分析》，《金融研究》2019 年第 5 期。

　　⑥ 方迎风等：《能力投资，健康冲击与贫困脆弱性》，《经济学动态》2013 年第 7 期。

会不充分的社区的居民遭受负面风险的可能性更高。[①] 一般情况下，区域内经济条件、医疗卫生条件和医疗服务可及性与居民的健康贫困风险呈一定负向关系。[②] 而在我国农村地区，由于恶劣的自然环境、不良的生活习俗、不公平的卫生体制以及预防性社会保障制度缺乏等，农村家庭应对健康风险的脆弱性增加，这也在一定程度上解释了为什么相当数量农村家庭处于健康贫困的状态。[③]

二　健康贫困脆弱性

（一）健康贫困与健康贫困脆弱性辨析

所谓健康贫困脆弱性，即着眼于未来可能出现的各种健康冲击，结合社区或家庭应对冲击的能力预知未来贫困发生的可能性。其内在的机制是：健康风险造成劳动能力丧失或者家庭成员劳动时间的损失，导致家庭投资不足，从而诱发贫困脆弱性（见图 1 - 2）。[④]

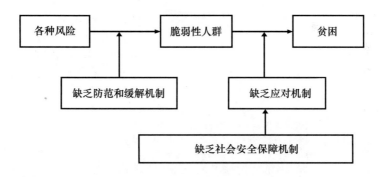

图 1 - 2　贫困与脆弱性的关联

---

① 李丽：《中国城乡居民家庭贫困脆弱性研究》，博士学位论文，东北财经大学，2010 年。

② 李恩平：《农村老年人口经济状况对健康和医疗资源利用的影响》，博士学位论文，中国社会科学院研究生院，2003 年。

③ 徐月宾等：《中国农村反贫困政策的反思——从社会救助向社会保护转变》，《中国社会科学》2007 年第 3 期。

④ Strauss John，"Health，Nutrition and Economic Development"，*Papers*，Vol. 36，No. 2，1995.

与贫困脆弱性和贫困的关联同理，健康贫困脆弱性侧重于对健康贫困的事前度量，着眼于潜在的各种健康冲击，并结合社区或家庭应对冲击的能力作出预测。由于健康贫困脆弱性越高则意味着未来陷入健康贫困的概率越大，那么作为一种前馈控制，针对这种脆弱性及时采取主动性的干预措施，对于防患于未然、在健康贫困发生之前进行阻止具有重要意义。健康贫困与健康贫困脆弱性的区别与联系可见表1－3。

表1－3　　　　　　　　　健康贫困与健康贫困脆弱性两者关系

		健康贫困	健康贫困脆弱性
区别	内涵	因医疗支出导致家庭资产低于贫困标准的状态	结合健康冲击和应对冲击的能力预知未来贫困发生的可能性
	特点	事后性	前瞻性
	测量方式	直接测量	间接预测
	常用指标	致贫性卫生支出、灾难性卫生支出、因病致贫率	预期贫困脆弱性、低期望效用脆弱性、风险暴露脆弱性
联系		二者风险因素基本重合； 通常先有脆弱性，然后才会有贫困，脆弱性可以作为是贫困的风险预警信号； 二者结合有助于更加精确、全面地应对贫困问题。	

资料来源：刘跃、刘慧敏、李艾春、王静：《健康贫困及健康贫困脆弱性内涵探析》，《医学与社会》2018 年第 5 期。笔者在此基础上进行了部分修改。

基于二者的联系与区别，从是否贫困和是否具有贫困脆弱性两个维度，可以将人群分为四类（如图1－3），即持续贫困（当前贫困且有贫困脆弱性）、暂时贫困（当前贫困但无贫困脆弱性）、潜在贫困（当前不贫困但有贫困脆弱性）、规避贫困（当前不贫困且无贫困脆弱性）。

　　针对不同贫困状态的家庭应该采取不同的扶贫举措，这样才能对症下药、精准施策。

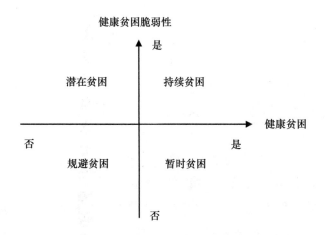

图 1-3　健康贫困与脆弱性二分位图

（二）我国健康贫困脆弱性人群特征

1. 健康贫困脆弱性具有较强的城乡、地区异质性

　　相比于城市，农村家庭受制于生存环境、地理空间、医疗资源配置、经济能力等多重因素的影响，在应对健康风险方面具有天然的脆弱性特征。频繁的自然灾害、脆弱的生态环境、农业水利工程和其他基础设施的缺乏、农村医疗卫生条件较差和农民的教育水平普遍偏低，农民抵御风险能力较弱，农村社会保障体系不完善等因素，均使得农村居民易于陷入贫困。徐月宾通过分析得出，广大农村家庭处于或将处于健康贫困状态是受到农村相对较差的生产生活环境、不良的生活习俗、落后的医疗卫生条件等因素影响，从而应对健康风险的脆弱性增加。[①] 此外，贫困人群的健康贫困不仅与其健

————————

　　① 徐月宾：《中国农村反贫困政策的反思——从社会救助向社会保护转变》，《中国社会科学》2007 年第 3 期。

康状态密切相关，也会影响其在健康损伤后的卫生服务利用行为，这是由于较低的收入水平会限制其对卫生服务产品的购买情况。而在我国农村贫困地区，一方面，农村家庭往往缺少资产性、储蓄性收入，而医疗费用的增幅远超农民收入，致使其风险抵御能力弱；另一方面，贫困家庭的劳动力大多从事繁重的体力劳动，健康状况决定其劳动能力，这表明一旦健康状况出现问题，卫生服务利用不足，将直接影响其健康恢复，进而阻碍其生产活动开展，引发整个家庭因病致贫或因病返贫。[1][2] 这也解释了我国农村地区居民面临更高健康贫困风险的原因。

健康贫困脆弱性在地区上也存在异质性。研究显示，受到地理位置、气候条件等因素深刻影响，我国西部农村地区生态环境恶劣、自然灾害频发，绝对贫困与相对贫困、物质贫困与精神贫困、资源贫困与能力贫困、静态贫困与动态贫困交织并存，形成了异常脆弱的状态。[3] 黄小琳对云南边疆地区贫困现状进行研究发现，地理环境因素对农民的贫困脆弱性有显著影响，自然经济条件较好地区的居民，面临的致贫因素较弱，因而脆弱性较低，且相较于山区农户，平原和丘陵山区的农户脆弱性较低。[4]

2. 健康贫困脆弱性具有人口社会学特征

当前，我国老龄化进程正在加速发展，并远远快于许多中低收入和高收入国家。预计到 2040 年，中国 60 岁及以上老年人在全人口中的构成比将从 2010 年的 12.4%（1.68 亿）增长到 28%（4.02 亿）。而相比之下，法国、瑞典和美国 60 岁及以上人口的比例由 7% 翻至

---

① 许庆等：《"新农合"制度对农村妇女劳动供给的影响》，《中国人口科学》2015 年第 3 期。

② 邓利虹等：《城市贫困人群健康贫困负效应与政府救济策略分析》，《卫生经济研究》2015 年第 7 期。

③ 王国敏：《贫困脆弱性解构与精准脱贫制度重构——基于西部农村地区》，《社会科学研究》2017 年第 5 期。

④ 黄小琳：《贫困脆弱性度量及其影响因素研究——以红河哈尼族彝族自治州农户数据为例》，硕士学位论文，云南财经大学，2010 年。

14%分别用了 115 年、85 年和 69 年。2013 年中国 80 岁及以上老年人有 2260 万，而预计到 2050 年有望提高到 4 倍，达 9040 万人，届时将成为全球规模最大的高龄老年人群体[①]，而且在我国，60 岁及以上老年人多数生活在农村地区而非城市。[②]

　　农村老年人特有的生理特征、疾病模式和社会经济地位决定了他们是健康贫困的主要高危人群。已有研究发现，个人一生的医药费用 80%以上是花费在 60 岁以后的这一阶段。[③] 有学者研究结果显示，我国 60 岁及以上老年人的家庭灾难性卫生支出发生率高达 17.0%。[④] 一项基于《中国健康与养老追踪调查》数据的研究表明，我国 60 岁及以上老年人中消费水平低于贫困线以下的比例为 22.9%，而这其中农村老年人约占 90%。[⑤] 第四次家庭健康询问调查分析报告也显示，我国约有 67.6%的农村老年人收入低下。[⑥] 由此可见，我国老年人，尤其是农村老年人面临更高的健康贫困风险。

　　国内已有研究对贫困脆弱性与其他人口社会学特征的关系也展开了一些探讨。研究显示，一般情况下，由于女户主家庭持有的资产相对较少，且女性户主在面临冲击时可能更倾向选择加剧贫困的风险应对方式，从而与男户主家庭相比，女户主家庭遭受风险冲击的概率更高（且名义上的女户主家庭比事实女户主家庭更加脆弱）[⑦]，这提示我们，将女性和女户主家庭作为瞄准目标的减贫政策，对于消除性别

---

　　① United Nations Department of Economic and Social Affairs（UN DESA），*World Population Ageing* 2013. *New York（NY）：UN DESA，Population Division*（http：//www. un. org/en/development/ desa/population/Publications/pdf/ageing/WorldPopulationAgeing2013. pdf, accessed 10 June 2015）．

　　② Woetzel Jonathan，"Preparing for China's Urban Billion"，*McKinsey Global Institute* 1，2009.

　　③ 荆涛：《对我国发展老年长期护理保险的探讨》，《中国老年学》2007 年第 3 期。

　　④ 张薇薇等：《老年人家庭灾难性卫生支出现况及其影响因素研究》，《上海交通大学学报》（医学版）2015 年第 3 期。

　　⑤ 解垩：《公共转移支付与老年人的多维贫困》，《中国工业经济》2015 年第 11 期。

　　⑥ 孙晓杰：《中国卫生服务调查研究：第四次家庭健康询问调查分析报告》，中国协和医科大学出版社 2009 年版。

　　⑦ 同上。

不平等和精准扶贫有着重要意义。农村老年群体中男性比女性陷入健康贫困的可能性要低,已婚老人陷入健康贫困的可能性更低,这意味着性别、婚姻状况与我国农村老年群体是否陷入健康贫困存在关联。[1]张志国通过实证研究表明[2],家庭规模与贫困脆弱性呈现正向关系,户主年龄与贫困脆弱性呈二次曲线关系,户主受教育程度、健康、医疗保险比例、劳动力比例、资产、耕地面积、户人均净收入与贫困脆弱性呈现负向关系。李小云对农户家庭脆弱性的定量分析结果得到,农村不同群体间的脆弱性具有差异性,且生计资产单一缺乏或多元缺乏均是引发农户脆弱性的直接原因,其中资产多元缺乏型的农民脆弱性最高。[3] 此外,还有研究表明,在农村贫困地区,无子女、独居、残疾的孤寡老年人也面临相当高的贫困风险。[4]

3. 健康贫困脆弱性具有疾病谱特征

同世界其他国家一样,随着人口老龄化趋势加快,以及我国经济社会转型中居民生活方式的快速变化,慢性病成为疾病负担的重要组成部分。在人口老龄化程度不断加剧的情况下,癌症、糖尿病、心脏病等慢性疾病已取代传染性疾病成为最严重的健康威胁,在每年1030万死亡病例中,慢性疾病的占比已超过80%。[5] 同时患有多种慢性病的情况越来越普遍,缺血性心脏病、癌症、脑卒中、关节炎和老年痴呆症等慢性病的累计患病人数将持续增加。[6]

而研究认为慢性病给农村家庭带来沉重的疾病经济负担,是导致

---

① 黄莉莎:《中国农村老年多维贫困测度及致贫因素分析》,硕士学位论文,浙江财经大学,2018 年。

② 张志国:《中国农村家庭贫困脆弱性影响因素研究——基于可持续生计分析框架》,《农村经济与科技》2018 年第 5 期。

③ 李小云等:《资产占有的性别不平等与贫困》,《妇女研究论丛》2006 年第 6 期。

④ 王金营等:《中国贫困地区农村老年人家庭贫困—富裕度研究》,《人口学刊》2014 年第 2 期。

⑤ 同上。

⑥ Prince Martin J. , "The Burden of Disease in Older People and Implications for Health Policy and Practice", *Lancet*, Vol. 385, No. 9967, 2015.

因病致贫的重要原因。①②③ 据测算，慢性非传染性疾病所消耗的费用占卫生总费用的比重达70%。④ 埃苏（Essue）等人的研究发现慢性病给家庭带来沉重的疾病经济负担，进而使其陷入贫困。⑤ 比格尔霍尔（Beaglehole）等学者也认为慢性病及其带来的疾病经济负担是导致贫困的重要因素。⑥ 在印度，心血管疾病患者家庭中遭受灾难性卫生支出的比例高达25%，而这其中10%的患者家庭会陷入贫困。⑦ 此外，相较于其他收入水平的患者，慢性非传染性疾病给贫困人群造成的疾病负担会更大。⑧

　　由于我国农村人口普遍受教育程度偏低，常有营养知识缺乏、卫生保健意识淡漠、不良生活方式与行为等问题，加上医疗、卫生设施严重不足，导致疾病的发生率较高，特别是肝炎、结核病等传染病以及营养不良导致的各类疾病，且农村老年人中患慢性病的比例极高。吕晖对三省（市）九个县域的调查研究得到，相较于其他家庭，农村老年慢性病家庭的灾难性卫生支出发生率和贫困发生率明显更高。⑨

---

　　① 汤少梁等：《贫困慢性病患者疾病负担与健康精准扶贫政策研究》，《中国卫生政策研究》2017年第6期。

　　② Essue and Beverley, "We can't afford my chronic illness! The out-of-pocket burden associated with managing chronic obstructive pulmonary disease in western Sydney, Australia", *Journal Health Servres Policy*, Vol. 16, No. 4, 2011.

　　③ Beaglehole and Robert, "Priority Actions for the Non-communicable Disease Crisis", *Lancet*, Vol. 378, No. 9791, 2011.

　　④ 翟铁民等：《我国慢性非传染性疾病卫生费用与筹资分析》，《中国卫生经济》2014年第2期。

　　⑤ Essue Beverley, "We can't afford my chronic illness! The out-of-pocket burden associated with managing chronic obstructive pulmonary disease in western Sydney, Australia", *Journal of Health Services Research & Policy*, Vol. 16, No. 4, 2011.

　　⑥ Beaglehole Robert, "Priority Actions for the Non-communicable Disease Crisis", *Lancet*, Vol. 377, No. 9775, 2011.

　　⑦ Mahal Ajay, *Engelgau Michael. Economic Implications of Non-communicable Disease for India*, Washington DC: World Bank, 2010.

　　⑧ 邓利虹等：《城市贫困人群健康贫困负效应与政府救济策略分析》，《卫生经济研究》2015年第7期。

　　⑨ 吕晖：《基于疾病经济风险的农村贫困人口医疗保障制度研究》，博士学位论文，华中科技大学，2012年。

第三节　健康贫困脆弱性的风险应对

上两节对贫困脆弱性与健康贫困脆弱性的概念、特征等进行了梳理，本节将基于上述内容，介绍典型的贫困脆弱性风险管理框架和策略，并从时效、主体及内容三方面提出健康贫困脆弱性的风险应对策略，为之后进行我国农村老年人家庭健康贫困脆弱性治理策略设计提供参考依据。

一　贫困脆弱性的风险管理

前文已述，人群面对的风险特征和级别、风险管理机制的范围、所处的环境等对贫困脆弱性的程度起到决定性作用。为减小贫困脆弱性，在贫困发生之前狙击贫困，必须采取有力的风险管理手段。

世界银行的专家霍尔茨曼（Holzmann）和乔根森（Jorgensen）于2000年提出了社会风险管理框架①，对风险管理的内涵和机制进行了较为完整的阐述，旨在提供对贫困脆弱人群的社会保护。这一策略管理框架是在进行全面系统社会风险分析基础上，综合运用各种风险控制手段，合理分配政府、市场、民间机构及个人的风险管理责任，强调通过系统的、动态调节的制度框架和政策思路，有效处置社会风险，实现经济、社会平衡和协调发展。社会风险管理为减少暂时性的贫困、防止贫困人口陷入更大的贫困以及摆脱贫困三个方面提供了有效措施。同时，霍尔茨曼（Holzmann）等人还提出社会风险管理框架包括非正规机制和正规机制②（见表1-4），并指出，当风险暴露程度高而应对能力高

---

① Holzmann Robert and Jorgensen S., "Social Protection as Social Risk Management: Conceptual Underpinnings for the Social Protection Sector Strategy Paper", *Journal of International Development*, 1999.

② Holzmann Robert, Jorgensen S., "Social Protection as Social Risk Management: A New Conceptual Framework for Social Protection and Beyond", *Social Protection Discussion Working Paper*, No. 6. World Bank, 2000.

时，为低脆弱性风险；当风险暴露程度高且应对能力低时，为高脆弱性风险；当风险暴露程度低且应对能力高时，为非常低的脆弱性风险；当风险暴露程度低而应对能力低时，为低脆弱性风险。

表1-4　　　　　　　　　社会风险管理的策略和手段

策略	非正式手段		正式手段	
	个人或家庭	社区/群体	以市场为基础的	政府/公共提供
风险预防/减少	减少高风险的生产活动；迁移；注意卫生和疾病预防	共有财产资源管理集体活动	在职培训；掌握金融市场知识；公司或市场驱动的劳动力标准	有稳健的宏观经济政策；入职培训；残疾保障政策；公共卫生服务
风险缓和				
组合多样化	收入渠道多样化投资于人力资本、物质资本	投资于社会资本/互助网络	投资于多种金融资产小额融资	资产转移财产权保护
保险	结婚/家庭	社区安排	养老年金残疾、意外保险等	养老金体系；为失业、残疾、疾病实行的保险制度
缓冲	扩大的家庭			
风险应对	变卖资产向邻居借款让孩子工作季节性/临时性迁移	社区内转移/施舍	变卖金融资产银行贷款	赈灾转移支付/社会援助补贴公共工程

资料来源：Holzmann Robert, Jorgensen S., "Social Protection as Social Risk Management: A New Conceptual Framework for Social Protection and Beyond", *Social Protection Discussion Working Paper*, No. 6, World Bank, 2000.

风险的处理策略可以分为两方面：一是事前行为，二是事后的处理策略。[①] 反贫困政策也同样需要将事后减少贫困和事前预防贫困的

———————

① 洪秋妹：《健康冲击对农户贫困影响的分析——兼论健康风险应对策略的作用效果》，博士学位论文，南京农业大学，2010年。

措施结合起来。贫困脆弱性研究实现了对贫困人口脱贫与非贫困人口致贫返贫的共同描述，克服了传统研究方法中只关注当期收入（消费）贫困问题的缺点，对于反贫困政策研究具有重要意义。贫困脆弱性风险管理策略对我们当前扶贫政策设计的启示在于，扶贫政策不应仅限于识别当前谁是贫困的、有多贫困、为什么贫困等问题，而要扩展到未来谁可能贫困、有多大可能性贫困、可能贫困到什么程度以及为什么可能贫困等问题。换言之，扶贫政策对于阻止那些当前不贫困但未来可能贫困的家庭陷入贫困的意义，与帮助那些当前贫困的人群脱离贫困一样重要；只有将当前和未来可能贫困的家庭都纳入扶贫政策的瞄准目标中，遏制贫困的政策效用才会达到最大化。因此，借鉴国外的研究经验并结合中国实际，研究贫困脆弱性的根源和决定因素，对于我国前瞻性扶贫政策的瞄准，及差别救助政策的设计具有重要的理论和实践意义。

二　健康贫困脆弱性风险应对

（一）风险应对时效

从健康贫困及脆弱性类型来看，不同类型人群风险应对的难度存在较大差异。对于规避贫困和潜在贫困的人群来说，只需要做到事前风险预防即可，但是潜在贫困人群应对措施的强度和广度与规避贫困人群的不同，就暂时贫困人群而言，虽然已经陷入贫困，因其不存在贫困脆弱性，仅通过对现状的干预就能摆脱贫困；而持续贫困的人群，不仅当前已经陷入贫困，还存在贫困脆弱性，因而此类人群贫困继续加深或短暂脱贫后又返贫的可能性更大。针对这类人群的风险应对，除了需要对症的事后干预措施，还必须找出引起其贫困脆弱性的潜在风险，并采取相应预防性干预手段，仅有如此才能够彻底摆脱贫困。

上述风险应对视角与世界卫生组织提出的三级预防的概念基本一致，即一级预防（又称病因预防）是在疾病尚未发生时针对病因所采取的措施，也是预防、控制和消灭疾病的根本措施；二级预防是在疾病的潜伏期为了阻止或减缓疾病的发展而采取的措施，包括早期发现、早期诊断和早期治疗；三级预防（又称临床预防），是在疾病的临床期（或发病期）为了减少疾病的危害而采取的措施，包括对症治疗和康复治疗。

（二）风险应对主体

从健康贫困及脆弱性的防御能力来看，判断一个家庭或个人是否会陷入健康贫困，一方面要看其是否遭受健康风险的冲击，以及风险冲击的程度，如是否有慢性病患者、失能老人、住院费用等；另一方面还要看家庭或个人应对健康风险冲击的能力，包括社会医疗保障支持系统、非正式支持系统等（见表1－5）。

表1－5　　　　　　　　家庭应对健康冲击的策略

非正式的应对策略		正式的应对策略	
个人/家庭	亲友/社区	市场	政府
动用现金、存款	亲友借贷	商业保险	社会医疗保险
出售资产（包括生产性和生活性资产）	亲友捐赠		医疗救助
提前出院或转诊	社区互助		非政府组织的援助
减少食物支出			
减少必要的投资（健康、教育投资、农业投入等）			
子女辍学外出打工			

资料来源：洪秋妹：《健康冲击对农户贫困影响的分析——兼论健康风险应对策略的作用效果》，博士学位论文，南京农业大学，2010年。

家庭采取的风险抵御行动可以分为事前行动和事后行动。事前可以通过积累资产、增加储蓄来抵御风险，如莱兰（Leland）指出[1]，

① Leland Hayne E. , *Saving and Uncertainty*：*The Precautionary Demand for Saving*, Uncertainty in Economics Academic Press, 1978, pp. 127 - 139.

当消费者未来预期收入存在不确定性风险时，就会产生预防性动机，在进行消费储蓄决策时会更加偏好储蓄行为以应对未来收入波动风险，这种储蓄偏好决策即为抵御收入不确定性风险而采取的保险优化决策策略；就事后行动而言，家庭可以通过减少支出、降低生活质量、减少投资等方式来抵御贫困脆弱风险。

马敬东指出农村贫困家庭健康风险非正式分担机制具有临时性、有限性和不确定性的特点，因而其功能往往受个人及家庭自身资源、风险特征以及风险分担形式等因素影响[1]，为此需要纳入一个更加灵活、开放、效率和低成本的，包括政府、市场、非政府组织以及农户等多方主体参与的管理框架。王欢也指出，为促进农村贫困家庭健康风险有效化解，在发挥非正式健康风险分担机制补充作用的同时，仍然要依靠政府加快建立和完善正式的保障制度，形成一个综合的健康风险管理体系。[2]

（三）风险应对内容

对健康风险导致的费用负担进行干预是一种对症式的风险应对方式。通过利用中国老年健康影响因素微观跟踪调查数据，发现养老保险与医疗保险均能对缓解农村老年人的健康贫困问题发挥一定作用。[3]不过，也有学者研究表明，医疗保障制度在减轻农村老年人疾病负担方面发挥的作用是有限的。[4]

但与此同时，健康风险还需要治本性的应对策略，如通过健康管理可以帮助人群改善生活方式，显著降低慢性病患病率，进而减轻其带来的医疗费用负担；可以大幅度减少健康和亚健康人群罹患生活方式类疾病的概率；对于已经患病的人群则可以控制病情的发展，减少

---

① 马敬东等：《农村贫困家庭健康风险管理中非正式分担机制分析》，《医学与社会》2007 年第 5 期。

② 王欢等：《贫困农村地区健康风险管理中的整体社会网络分析——以贵州省某村庄为例》，《中国卫生经济》2008 年第 12 期。

③ 刘一伟：《社会保险缓解了农村老人的多维贫困吗？——兼论"贫困恶性循环"效应》，《科学决策》2017 年第 2 期。

④ 仇冰玉：《农村老年人健康影响因素研究》，硕士学位论文，山东大学，2015 年。

用药量，大大降低并发症发生概率。来自美国的经验显示，通过健康管理，慢性病患者医药费用支出减少约 200 美元/年，平均住院时间减少约 2 天/年，达到了社会总体医疗支出大幅减少的良好成效。[①] 在我国人均寿命不断增长的情况下，通过健康管理，促进并发症发生概率显著降低，对于大幅减少医疗费用支出、抵御健康贫困脆弱风险将发挥更大的积极作用。

本章小结

　　贫困问题是社会发展的三大主题之首，而贫困的概念是一个不断演变的过程，表现出由单一的收入贫困向多维向度发展，对收入贫困的衡量包括绝对贫困和相对贫困。贫困脆弱性涵盖遭受的风险冲击和抵御风险冲击的能力，具有前瞻性、动态性和相对性的特点，包括预期贫困脆弱性、期望效用脆弱性和风险暴露脆弱性三种测量方法。健康贫困由健康风险引致，具备动态性、持续性和影响因素广泛的特点，家庭内部特征是其核心影响因素，其与健康贫困脆弱性既有区别又存在一定联系。在我国，健康贫困脆弱性具有城乡和地区异质性、人口社会学特征及疾病谱特征。参考世界银行提出的一套针对贫困脆弱性的风险管理策略框架，健康贫困脆弱性的风险应对策略可从应对时效、主体和内容三方面展开。基于本章奠定的理论基础，下一章将对农村老年人家庭健康贫困脆弱性风险识别的研究框架进行阐述。

---

　　① Jorm Anthony F. , "Factors Associated with Successful Ageing", *Australian Tourral on Ageing*, No. 18 , 1998.

第二章 农村老年人家庭健康贫困脆弱性风险识别研究框架

第一章已述，健康贫困由健康风险引致，是指因医疗支出导致家庭资产低于贫困标准的状态，是一个事后性的概念；而健康贫困脆弱性是指着眼于未来可能出现的各种健康冲击，结合社区或家庭应对冲击的能力预知未来贫困发生的可能性，是一个前瞻性的概念。二者的联系则在于其风险因素基本重合；通常先有脆弱性，然后才会有贫困，脆弱性可以作为是贫困的风险预警信号；将贫困和贫困脆弱性结合有助于更加精确、全面地应对贫困问题。这给我们的重要启示是，随着我国精准扶贫工作的深入推进，未来针对贫困的应对不能仅是事后性的，只对目前贫困群体实施帮扶救助政策，还应对可能增加贫困脆弱性的风险因素进行有效干预，在贫困发生之前即采取措施狙击贫困。

而在我国建档立卡贫困人口中，健康致贫群体仍占据最主要的地位，占比超过40%，使得健康贫困的应对尤为紧迫。在此种背景下，针对人群健康贫困脆弱性风险进行识别研究以预防可能发生的健康贫困具有了重要的意义。又因农村老年人特有的生理特征、疾病模式和社会经济地位决定了他们面临更高的健康贫困风险，是健康贫困的主要高危人群。因此，本章将重点阐述以农村老年人为对象的健康贫困脆弱性风险识别的研究框架，包括研究背景及思路、国内外研究现状和研究方法，以为后文研究过程、研究结果的展开以及我国农村老年人家庭健康贫困脆弱性治理策略的提出做好铺垫。

第一节　研究背景及思路

　　本节将首先对农村老年人家庭健康贫困脆弱性风险识别研究的背景和意义进行描述，然后梳理已有国内外文献关于贫困分类、健康贫困脆弱性风险因素的研究现状，在此基础上提出本书研究的总体思路框架，为之后进行农村老年人家庭健康贫困脆弱性及风险识别的实证分析奠定了理论基础。

一　研究背景

（一）贫困人群精准识别的重要意义

　　为完成 2020 年全面脱贫的攻坚任务，中共中央办公厅和国务院办公厅联合印发的《关于创新机制扎实推进农村扶贫开发工作的意见》中明确提出要建立精准扶贫机制，即针对不同贫困区域环境、不同贫困农户状况，运用科学有效程序对扶贫对象实施精准识别、精准帮扶、精准管理的治贫方式。可见，精准扶贫至少包括三个层面的内涵：一是扶贫对象的精准识别；二是致贫机制的精准诊断；三是扶贫策略的精准实施。其中精准识别出贫困户是第一步，其他扶贫工作均以此为基础。只有准确找到贫困户致贫的原因，才能有的放矢，真正做到精准帮扶，帮助贫困户摆脱贫困状态。

　　贫困户识别不精准的主要表现为漏评和误评[①]：漏评是指达到扶贫标准的贫困户未被纳入，从而享受不到国家给予的各项扶贫政策和帮扶措施；误评是指未达到扶贫标准的非贫困户被纳入为贫困户而享有扶贫政策和待遇。究其原因，主要包括以下两个方面：

　　一是贫困的准确测量是一个难题。目前，我国贫困标准线为 2300 元（2010 年农民人均纯收入），各省、自治区、直辖市在确保完成国

---

　　① 聂君：《精准扶贫的实践困境与对策研究——基于青海俄日村的调查》，《北方民族大学学报》（哲学社会科学版）2018 年第 5 期。

家农村扶贫标准识别任务的基础上可结合本地实际，合理制定本省贫困识别标准并开展识别工作。① 然而在实际工作中，农户收入的统计是一项复杂的任务，如何核实农民人均纯收入较为困难，如大量外出打工农民收入参差不齐，且不愿意透露其真实收入，因而很难把握其实际收入情况。再者，贫困表现为不同规模的、群体性的福利缺失状态，而这种福利缺失状态体现在多个维度上，单一收入维度的贫困识别无法全面体现贫困群体的致贫原因和贫困家庭之间的异质性。换言之，当前单一的收入贫困标准线未能全面地测量农户的贫困状况，影响贫困户识别工作的准确性，更为综合的多维贫困测量方法亟待开发和使用。

二是最新贫困状况的把握面临更多挑战。目前常用的贫困判定方式是采用静态的贫困线标准度量家庭或个人当前的福利水平，但贫困是动态的、不断变化的，② 当前不贫困的家庭未来可能会因遭受严重的负面冲击而陷入贫困。为了避免因病致贫、因贫致病、因病返贫的恶性循环，必须在消除现有贫困的同时预防可能发生的贫困，即不仅要对现有的贫困人口采取相应健康扶贫策略，还要识别引致健康贫困的风险，将风险或冲击与家庭（个体）的福利水平联系起来，合理预测健康贫困脆弱性人群，才能进一步针对健康致贫风险前瞻性地采取预防性措施，而非仅对目前因病致贫返贫人群进行事后补救。

随着扶贫工作的深入，现行贫困标准下的绝对贫困人口数量将会逐渐减少直至消失，但这并不意味着农村贫困人口的消失，潜在贫困人口（按照贫困线标准未陷入贫困但脆弱性指数较高的人群）仍将存在，他们将会成为扶贫工作的新目标人群。而在潜在贫困人口之

① 聂君：《精准扶贫的实践困境与对策研究——基于青海俄日村的调查》，《北方民族大学学报》（哲学社会科学版）2018 年第 5 期。

② Chaudhuri Shubham, Jalan Jyotsna and Suryahadi Asep, "Assessing Household Vulnerability to Poverty from Cross-Sectional Data: A Methodology and Estimates from Indonesia" Discussion Papers, 2002.

中，农村老年人尤其需要引起我们重视。①②③ 这类人群虽然暂时未陷入贫困，但由于创收能力有限、社会支持不足等原因，很可能在不久的将来由于疾病的冲击而陷入贫困。因此，在对贫困脆弱性人群进行前瞻性预测的基础上实施前瞻性风险干预，基于健康贫困脆弱风险因素制定有效的干预策略，对于有效防范和控制健康贫困脆弱风险，进而预防控制未来新增因病致贫、因病返贫群体，促进国家健康扶贫策略关口前移具有重要意义。

（二）我国农村老年人是最有意义的研究对象

前文已述，一方面，当人们一旦不具备健康的条件，健康风险冲击将直接导致家庭医疗费用增加，家庭在人力发展方面的投入将减少，从而削弱家庭成员创造财富的能力；另一方面，由于获得医疗服务的可及性和可得性受限，当贫困家庭面临较高的健康风险冲击时，抵抗风险冲击的能力较差，健康水平更易受到影响，即形成了疾病与贫困的恶性循环。而在这其中最容易受到健康冲击影响，且影响最为持久、沉重的人群即为我国农村老年人。

第一，人口老龄化带来的疾病经济负担沉重。人口老龄化引发的疾病经济负担主要源自以下几个方面：一是疾病谱变化导致的慢性疾病所需持续性直接医疗费用投入增加；二是因衰老、疾病、伤残导致的失能老年人数量和比重急剧上升，从而造成直接非医疗支出的增多；三是随着人口老龄化的发展，人均期望寿命还在不断延长，导致健康费用支出的时间也在不断延长。

第二，老年人尤其是农村老年人的风险应对机制最薄弱。从非正式应对机制来看，老年人的经济收入不断下降，随着退休或者劳动能

① 王怡、周晓唯：《精准脱贫与 2020 年我国全面建成小康社会——基于 2010—2017 年扶贫经验的理论和实证分析》，《陕西师范大学学报》（哲学社会科学版）2018 年第 6 期。

② 左停：《贫困的多维性质与社会安全网视角下的反贫困创新》，《社会保障评论》2017 年第 2 期。

③ 李小云、许汉泽：《2020 年后扶贫工作的若干思考》，《国家行政学院学报》2018 年第 1 期。

力的逐渐丧失，通过储蓄来抵御风险的能力越来越弱。而农村老年人的风险应对能力又更为薄弱，北京大学《中国健康与养老追踪调查》发现，22.9% 的 60 岁以上老年人的消费水平位于贫困线以下，其中约 90% 生活在农村。[①] 从正式应对机制来看，老年人的疾病经济风险通过社会医疗保险已经可以得到部分缓解，但失能老年人的照护经济负担还缺乏正式的应对机制。尽管国家对社会福利目标进行了调整，但是针对老年人的社会保障体系建设仍处于初级阶段，正式的照护体系（基于公平原则获得和利用照护服务的体系）也尚未建立。[②③]

第三，健康贫困对农村老年人及其家庭的影响沉重且持久。研究显示，中短期内的健康冲击会造成老年农户人均纯收入平均下降 5%—6%，而从长期来看，其引致的冲击可持续 15 年左右。[④] 老年人在医疗方面的大量花费还可能会挤占子女在教育和健康方面的投入，在一定程度上会限制子女自我能力的提升和创造财富能力的发展，甚至会产生贫困的代际传递现象。可见，消除农村老年人健康贫困风险对个人、家庭和社会都具有重要的意义。

二　国内外研究现状

（一）贫困的分类

根据农村家庭面板数据中基线期与终末期的贫困状态，有学者对研究对象做出以下划分：从不贫困（基期和末期均为非贫困户），进入贫困（基期为非贫困户，末期为贫困户），摆脱贫困（基期为贫困户，末期为非贫困户）以及保持贫困（基期和末期均为贫困户）。[⑤]

---

① 解垩：《公共转移支付与老年人的多维贫困》，《中国工业经济》2015 年第 11 期。

② Xiao L. D. , Wang J. and He G. P. , et al. , "Family Caregiver Challenges in Dementia Care in Australia and China: a Critical Perspective", *Bmc Geriatrics*, Vol. 14, No. 1, 2014.

③ Zhang W. , Wei M. and Gerontology I. O. , "A Study on the Factors Associated with Preferences for Institutional Care of the Elderly in Urban China: Evidences from Xicheng District of Beijing", *Population & Economics*, Vol. 6, 2014.

④ 高梦滔等：《健康风险冲击对农户收入的影响》，《经济研究》2005 年第 12 期。

⑤ 洪秋妹：《健康冲击对农户贫困影响的分析——兼论健康风险应对策略的作用效果》，博士学位论文，南京农业大学，2010 年。

　　休姆（Hulme）和谢帕德（Shepherd）则将贫困分为长期贫困、短期贫困和从不贫困（依据处于贫困状态的时间以及进入和退出的频率）。① 其中，长期贫困包括永久性贫困和经常性贫困，前者是指在每一个时期，收入（消费）或者其他相应指标的水平都低于既定的贫困线；后者是指整体平均水平低于贫困线，但并非每个时期都如此。短期贫困包括偶然性贫困和波动性贫困，前者是指收入（消费）或者其他相应指标的整体平均水平高于贫困线，但至少一个时期陷入贫困；后者是指平均水平在贫困线上下波动，且在一些时期陷入贫困。从不贫困即在所有时期，收入（消费）或者其他相应指标的水平均高于贫困线。其中，长期贫困和短期贫困的划分以处于贫困状态的年数为标准，如一般把一个经历了5年或5年以上能力剥夺的个体认为是长期贫困，否则即为短期贫困。但休姆（Hulme）和谢帕德（Shepherd）建议将4年作为评判标准，因为在他们的研究中，90%的长期贫困者处于贫困状态的时间都超过了4年。

　　而本书拟根据是否健康贫困和是否具有健康贫困脆弱性两个维度，将研究对象分为持续贫困（当前贫困且有贫困脆弱性）、暂时贫困（当前贫困但无贫困脆弱性）、潜在贫困（当前不贫困但有贫困脆弱性）和规避贫困（当前不贫困且无贫困脆弱性）四种类型（见图1-3）。

　　（二）健康贫困脆弱性风险因素

　　1. 家庭人口学特征与健康贫困脆弱性

　　首先，家庭规模与健康贫困脆弱性有密切关系（见图2-1）。目前我国大多数农村居民仍然依靠体力劳动获得收入，家庭成员越多意味着体力劳动力越多，因而收入就越多，越不容易发生因病致贫。② 在农村家庭中，劳动力数量越多，男性劳动力比重越大，则家庭收入

---

① Hulme D. and Shepherd A. , "Conceptualizing Chronic Poverty", *World Development*, Vol. 31, No. 3, 2003.

② 王丽丹等：《安徽省农村脆弱人群现金卫生支出致贫影响及其相关因素分析》，《中国卫生经济》2013年第5期。

来源越多、收入水平越高。但也有学者的研究发现，贫困脆弱性与家庭规模并非简单的负向关系，而是呈 U 形关系（随着家庭规模的增加，家庭贫困脆弱性呈现先下降、后上升的趋势）。①

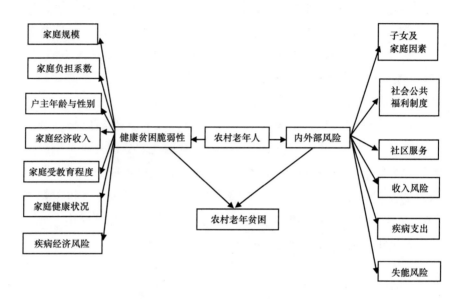

图 2 - 1 健康贫困脆弱性风险因素

其次，家庭负担系数也与健康贫困脆弱性紧密联系。家庭中老年人和儿童（此类人群一方面由于生理脆弱性易生病，另一方面获取资源的能力较低，面临的疾病经济风险较高②）越多，家庭负担系数相对越大，家庭支出水平也就越高，贫困和脆弱性程度越高。

此外，户主的年龄与性别也与家庭健康贫困脆弱性有关。户主为男性且较年轻时，其家庭抵御疾病风险的能力越强，从而贫困脆弱性

① 聂荣、张志国：《中国农村家庭贫困脆弱性动态研究》，《农业技术经济》2014 年第 10 期。

② 王丽丹等：《安徽省农村脆弱人群现金卫生支出致贫影响及其相关因素分析》，《中国卫生经济》2013 年第 5 期。

越低。[1] 相对于男性户主家庭，女性户主家庭遭受灾难性卫生支出的概率明显更高。[2] 此外，研究表明户主年龄与健康贫困脆弱性呈 U 形关系。[3] 当户主年龄逐渐增大，身体机能下降时，其创造财富的能力随之下降，其家庭健康贫困脆弱性也将随之增大。

2. 家庭社会经济学特征与健康贫困脆弱性

在所有家庭社会经济学特征中，家庭收入被认为是与健康贫困脆弱性最密切相关的因素。这是因为家庭收入历来被认为是抵御疾病风险的重要资源，家庭获取财富的能力越强，收入越高，可负担医疗服务费用的能力就越强，则抵御健康风险的能力越强，越不容易发生因病致贫。研究表明，家庭收入对家庭贫困脆弱性有重要影响：家庭公共转移支付收入、退休金收入与家庭慢性贫困（连续性发生贫困）脆弱显著负相关；家庭退休金收入与暂时性贫困（在某一年度呈现为贫困，其他年度为非贫困）脆弱显著负相关。[4]

家庭成员受教育程度也被认为是影响健康贫困脆弱性的重要因素。受教育程度越高的家庭获取财富的能力越强，且对医疗知识和自身健康的重视程度越高。研究表明，教育程度较低的家庭往往容易陷入"贫困陷阱"，出现贫困代际转移的问题。[5][6] 这是因为教育是一种提升人力资本价值的重要途径，对于改变贫困状况起到至关重要的作用。我国健康贫困家庭主要位于农村地区，这与农村整体受教育程度

① Gloede O., Menkhoff L. and Waibel H. Shocks, "Individual Risk Attitude, and Vulnerability to Poverty among Rural Households in Thailand and Vietnam", *World Development*, Vol. 71, 2015.

② 高梦婷等：《湖北省农村家庭灾难性卫生支出及其影响因素》，《中国卫生统计》2016 年第 6 期。

③ 聂荣、张志国：《中国农村家庭贫困脆弱性动态研究》，《农业技术经济》2014 年第 10 期。

④ 刘欢：《农村老龄家庭贫困脆弱性特征与社会保障水平关联研究》，《首都经济贸易大学学报》2018 年第 1 期。

⑤ Li X., Shen J. and Lu J., et al., "Household Catastrophic Medical Expenses in Eastern China: Determinants and Policy Implications", *BMC Health Services Research*, Vol. 13, No. 1, 2013.

⑥ Yeakey C., "Dare to be Sick: Poverty and Health Among Vulnerable Populations", *Advances in Education in Diverse Communities Research Policy & Praxis*, Vol. 8, No. 8, 2012.

过低有直接关联。[①] 研究结果显示，家庭成员特别是户主的文化程度与其家庭陷入贫困的概率呈负相关[②]：一是由于户主的文化水平越高，家庭的主要收入来源通常由更为稳定的工资性收入组成；二是受教育程度高的农户文化素质水平也相对较高，在种植作物之前，更善于做出收益高、损失少的决策，从而为家庭带来更多收入。

此外，有文献指出，家庭经济因素的其他方面，如人均收入、人均土地面积、家庭固定资产、金融资产、随礼支出、是否有稳定工作、农业收入占总收入比重、外出务工比、借贷能力、技术人员等都与家庭抵御健康风险的能力相关。[③] 既往研究指出老年人的受教育程度、婚姻状况、所在的家庭规模和参加医疗保险的类型、拥有良好的生活方式等因素对其健康需求产生显著的正向影响，[④] 而如果老年人长期患有慢性疾病或突然遭受到重大健康冲击，这将会显著提高其门诊和住院的利用水平，即令其家庭面临更高的健康贫困风险。同样，也有学者研究得到，老年人的健康和医疗需求与其家庭经济水平存在正相关关系，即经济条件较好的老年人，健康和医疗需求水平更高，则其家庭遭受健康贫困风险冲击的概率也可能更高。[⑤]

3. 家庭健康状况与健康贫困脆弱性

健康风险不仅会削弱家庭的长期创收能力，还会增加家庭经济负担，带来额外的开支，在很大程度上会限制家庭生活水平的提高。当居民的健康状态恶化时，其人力资本、物质资本和社会资本的创造能

---

① 胡洁怡、岳经纶：《农村贫困脆弱性及其社会支持网络研究》，《行政论坛》2016年第3期。

② 王丽丹等：《安徽省农村脆弱人群现金卫生支出致贫影响及其相关因素分析》，《中国卫生经济》2013年第5期。

③ Abebe F. E. , "Determinants of Rural Households Vulnerability to Poverty in Chencha and Abaya Districts, Southern Ethiopia (Microeconometric Analysis)", *Journal of Economics and Sustainable Development*, Vol. 7, 2016.

④ 杨军：《影响我国中老年人群健康需求的因素分析》，硕士学位论文，东北财经大学，2013年。

⑤ 陈培榕等：《老年人医疗服务利用及其影响因素分析——基于中国健康与养老追踪调查的数据》，《中国社会医学杂志》2015年第2期。

力会降低，从而阻碍其长期收入能力的提升，使得其面临的贫困脆弱性增加。① 研究表明，健康风险不仅会导致个体收入的降低，还会导致其劳动力下降或退出，从而使得其更易于陷入贫困；与此同时，相较于高收入人群，贫困阶层也更易遭受健康冲击。② 洪秋妹利用 CHNS 数据，基于"因病致贫""因贫致病"发生机制分析得到，健康冲击容易使农户家庭陷入暂时性贫困，而贫困户也更易受到健康冲击。③ 所以，健康水平低下不仅是贫困发生的原因，也是贫困产生的后果，健康既是人们正常生活的必要条件，同时又是形成人力资本的重要渠道。

越来越多的研究发现，慢性病及其所带来的疾病经济负担是引致贫困的重要原因。相较于无慢病患者的家庭，有慢病患者的家庭疾病经济负担更重，灾难性卫生支出发生概率更高。④ 温妮（Winnie Yip）等人的研究也得到，慢性病是产生致贫性卫生支出的重要原因，且由于新农合未有效缓解慢性病所产生的门诊和药品费用负担，低收入慢病人群仍面临较高的疾病经济风险。⑤ 通过利用 2016 年全国家庭追踪调查数据，刘军军等人的分析结果显示⑥，慢性病患者健康水平相关指标（包括健康状态、两周不适、BMI 指数和睡眠质量）是健康贫困脆弱性的影响因素。

此外，学者们通过对残疾与贫困之间关系的研究发现，残疾引致贫困的体现有两方面：一是残疾可能会对个体的教育、收入、就业等

① 黄潇：《健康在多大程度上引致贫困脆弱性——基于 CHNS 农村数据的经验分析》，《统计与信息论坛》2013 年第 9 期。
② 解垩：《健康对劳动力退出的影响》，《世界经济文汇》2011 年第 1 期。
③ 洪秋妹：《健康冲击与农户贫困动态变化浅析》，《合作经济与科技》2014 年第 27 期。
④ Mendenhall E., Kohrt B. A. and Norris S. A., et al., "Non-communicable Disease Syndemics: Poverty, Depression, and Diabetes Among Low-income Populations", *Lancet*, Vol. 389, No. 10072, 2017.
⑤ Yip W. and Hsiao W. C., "Non-Evidence-Based Policy: How Effective is China's New Cooperative Medical Scheme in Reducing Medical Impoverishment?", *Social Science & Medicine*, Vol. 68, No. 2, 2009.
⑥ 刘军军等：《慢性病患者健康贫困脆弱性的影响因素研究》，《中国卫生经济》2019 年第 5 期。

方面造成不利影响，进而导致残疾人及其家庭生活水平降低而最终致贫；二是为照护家中残疾成员，其他家庭成员可能出现休工、误工的情况，长此以往将限制家庭增收能力。[1]

4. 家庭疾病经济风险与健康贫困脆弱性

疾病经济风险是指患者及其家庭由疾病所导致的现在及将来产生经济损失的可能性。[2] 既包括患者及家庭因治疗疾病而支付的现时费用，又包括因疾病发生而引起患者及其家庭获取未来收入能力的降低和给未来经济福利造成的损失。[3] 疾病的发生不仅使患者劳动能力降低、劳动机会减少，限制家庭收入增长，同时还会增加家庭的开销，使得家庭用在生产经营、人力资本方面的资源投入减少，进而令整个家庭陷入因病致贫、因贫致病的恶性循环。

医疗保险作为疾病经济风险的保障载体，也与贫困脆弱性有一定的联系。许多学者的研究结果显示，医疗保险在为患者抵御疾病经济风险方面发挥着重要功能，能够降低家庭陷入贫困的可能性。[4] 当家庭面临健康风险冲击时，医疗保险能够起到保护作用，减少家庭医疗费用开支，从而降低因病致贫的发生概率。但也有学者指出，当前我国的医保制度在减轻患者及其家庭医疗费用负担，防止其发生灾难性卫生支出方面的作用仍有限；现行医疗费用报销比例偏低、自付比例较大、部分治疗费用高昂的大病病种及用药未全部列入医保目录等因素，均使得部分患者及其家庭依然面临较重的疾病经济负担，易于陷入健康贫困。[5]

---

① Siordia C. and Ramos A. K. , "Risk for Disability and Poverty Among Central Asians in the United States", *Central Asian Journal of Global Health*, Vol. 4, No. 2, 2015.

② Su T. T. , Kouyaté B. and Flessa S. , "Catastrophic Household Expenditure for Health Care in a Low-income Society: A Study from Nouna District, Burkina Faso", *Bulletin of the World Health Organization*, Vol. 84, No. 1, 2006.

③ 王静:《农村贫困居民疾病经济风险及医疗保障效果研究》，科学出版社2014年版。

④ 陈培榕等:《老年人医疗服务利用及其影响因素分析——基于中国健康与养老追踪调查的数据》，《中国社会医学杂志》2015年第2期。

⑤ 林闽钢:《在精准扶贫中构建"因病致贫返贫"治理体系》，《中国医疗保险》2016年第2期。

5. 其他风险因素与健康贫困脆弱性

除上述因素外，健康贫困脆弱性还受到其他风险因素影响。研究表明，村卫生所数量与农户贫困脆弱性呈负相关关系，所在行政村建有的卫生室越多，农户的脆弱性越低，越不容易陷入贫困。[①] 生活方式、医疗服务的可及性和质量都对健康产生重要的影响，从而能在一定程度上影响健康贫困脆弱性。有学者通过分析慢性病患者健康贫困脆弱性的影响因素得到，在医疗服务方面，医疗总花费、看病点满意度、对医生的信任度、看病地点和看病点医疗水平是健康贫困脆弱性的影响因素；在疾病预防与控制方面，吸烟和喝酒是健康贫困脆弱性的影响因素。此外，许庆等的研究结果发现，尽管民间借贷对于农民应对疾病风险的资金压力起到一定缓解作用，在一定程度上有利于降低贫困发生率，但在未来，却会造成农民的贫困脆弱性增加。[②]

三　研究思路

（一）构建健康贫困脆弱性多维风险系统框架

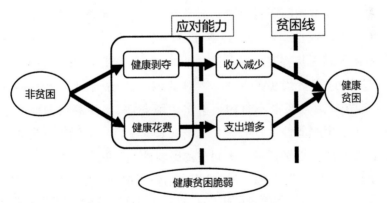

图 2 - 2　健康贫困脆弱性研究思路

---

① 刘伟、朱玉春：《健康风险对农户贫困脆弱性的影响研究》，《湖北农业科学》2014年第 13 期。

② 许庆等：《农村民间借贷的减贫效应研究——基于健康冲击视角的分析》，《中国人口科学》2016 年第 3 期。

通过文献研究，从健康投入、健康水平（如老年人自评健康、生活自理能力、心理健康状况和患病情况）、健康服务供给和利用、医疗保障状态及效用等方面查阅健康贫困相关文献，搜集并整理健康贫困相关风险指标及因素，从健康的视角研究老龄人口脆弱性。

运用词频分析法和改良德尔菲专家咨询筛选识别指标及确定识别指标的贫困临界值。通过现场调查收集农村老年人健康贫困风险状况，并结合农村健康贫困的实际特征，运用统计分析方法，确定健康贫困识别指标的主要维度。

构建健康贫困脆弱性多维风险识别指标是对研究对象健康贫困脆弱性现状及其风险因素进行分析的基础。前文已述，虽然贫困与贫困脆弱性存在一定的区别，但是既往研究表明，导致贫困和导致贫困脆弱性的风险因素存在高度重合，因此笔者在研究时，将所有可能引致健康贫困的风险因素全部纳入考虑范畴。

（二）明确风险识别指标与农村老年人健康贫困及脆弱性类型的关联

依据预期贫困脆弱性理论，测量农村老年人及其家庭的贫困脆弱性，将贫困脆弱性指数大于或等于50%作为脆弱性判定标准。根据是否贫困和是否具有贫困脆弱性两个维度，将研究对象分为持续贫困（当前贫困且有贫困脆弱性）、暂时贫困（当前贫困但无贫困脆弱性）、潜在贫困（当前不贫困但有贫困脆弱性）、规避贫困（当前不贫困且无贫困脆弱性）四种类型（详见图1–2）。运用统计分析方法来验证多维风险识别指标与不同贫困脆弱性类型的关系。

健康贫困脆弱性各个核心风险因素的作用强度和作用方式等均有待深入研究，对这些核心因素的识别有利于针对性地开展精准健康扶贫干预措施，进而实现对贫困的动态管理，确保精准扶贫工作取得良好成效。

（三）研制农村老年人健康贫困脆弱性风险干预策略

结合现场调查，拟对卫生政策管理部门、民政救助管理部门、社会保障部门、卫生服务机构代表、养老服务机构、社会公益服务组织代表、村委会代表和贫困脆弱性人群代表等进行深度访谈。了解目前各部门（组织）健康扶贫的主要方式、效果及存在的问题及原因，为开发精准健康扶贫策略收集意见和建议。

根据健康贫困与脆弱性分型及其关键风险识别指标，探讨减少农村老年人健康贫困脆弱性的有效措施。并在文献分析的基础上，结合关键人物访谈、专家半结构式咨询等获得的专家意见和建议，从健康扶贫策略集、主体选择和运行机制三方面着手进行策略顶层设计，分析各策略的治理主体、治理现状以及治理过程中可能存在的问题，构建协作治理机制，最终提出完善的健康扶贫策略治理方案。

第二节　研究方法

基于上节对农村老年人家庭健康贫困脆弱性风险识别的研究思路，本节将从健康贫困脆弱性风险识别指标筛选方法、现场调查方法、贫困脆弱性测算方法和健康贫困脆弱性风险识别方法四个方面对本书研究所采用的方法进行介绍，为后面对农村老年人家庭健康贫困脆弱性及风险识别分析的具体展开作铺垫。

一　健康贫困脆弱性风险识别指标筛选方法

（一）文献分析

本书研究采用追溯法系统进行文献检索，拟系统查阅的文献范围包括：贫困及健康贫困的风险因素、健康贫困的评价方式（从健康投入、健康水平、健康服务供给和利用、医疗保障状态及效用等视角）、扶贫相关理论研究及贫困策略实施现状等。在此基础上运用内容分析和文献计量的方法对文献中出现的健康贫困相关风险指标进行筛选。

（二）专家咨询

运用 3 轮改良的德尔菲专家咨询法筛选健康贫困风险识别指标，旨在探讨健康贫困脆弱性风险识别指标的维度、各指标的评判方式、各指标的标准或合理区间等。十余名专家分别来自医疗保险、卫生经济、卫生管理和公共管理等领域，绝大多数具有博士学历，以高级职称为主，均熟悉我国农村家庭健康现状、致贫风险与评价等相关领域，专家具体信息见表 2－1。

表 2－1   德尔菲咨询专家基本情况

项目	类别	专家人数（人）	构成比（%）
年龄	<30 岁	1	7.14
	30—39 岁	10	71.43
	>＝40 岁	3	21.43
学历	硕士及以下	1	7.14
	博士	13	92.86
工作单位	事业单位	2	14.29
	高等院校/科研机构	12	85.71
技术职称	中级	3	21.43
	高级	11	78.57
工作年限	0—5 年	2	14.29
	6—10 年	5	35.71
	11—15 年	5	35.71
	15 年以上	2	14.29
专业领域	卫生管理与卫生政策	7	50.00
	卫生经济与政策	3	21.43
	医疗保障	3	21.43
	人口流动与健康	1	7.14

专家的权威程度主要通过专家对指标做出判断的依据和对指标的熟悉程度来反映。判断系数由实践经验、理论分析、同行了解和直觉四个方面决定（见表 2－2），专家的判断系数为 0.91。而专家的熟悉程度以自我评价为主（见表 2－3），熟悉程度系数为 0.84。权威系数为专家判断系数与熟悉程度系数的算术均值，计算得到专家的权威系数为 0.89，符合专家调查质量要求。

表 2 - 2　　　　　　　　　　**指标判断依据及影响程度**

判断依据	对专家判断的影响程度		
	大	中	小
实践经验	0.5	0.4	0.3
理论分析	0.3	0.2	0.1
同行了解	0.1	0.1	0.1
直觉	0.1	0.1	0.1

表 2 - 3　　　　　　　　　　**专家熟悉程度系数**

熟悉程度	系数赋值	人数（人）
很熟悉	1.00	6
熟悉	0.75	7
一般	0.50	1
不熟悉	0.25	0
很不熟悉	0.00	0

二　现场调查方法

（一）抽样方式及样本量

在我国中部某省和西部某省的国家级贫困县选择了 60 岁及以上且罹患慢性疾病的老年人家庭进行调查。采取多阶段分层随机抽样，每个省随机抽取了 2 个国家级贫困县，每个贫困县随机抽取了 5 个乡镇，每个乡镇随机抽取了 3 个自然村，每个自然村随机抽取了至少 30 户家庭。其中，精准扶贫户和非精准扶贫户按照约 1∶2 的比例进行抽样，预计样本量共为 1800 户，但考虑到可能会存在无效样本，故每个村实际按照 1∶2.1 的比例进行抽样，最终剔除关键信息数据缺失样本后，实际纳入分析的样本为 1852 户家庭，其中贫困户 790 户，占比 42.66%，非贫困户 1062 户，占比 57.34%。

（二）调查内容

调查内容包括个人和家庭特征（包括性别、年龄、受教育程度、婚姻状况和家庭人数)、收入水平及来源构成、支出水平及去向构成、健康状况和疾病特征(包括自评健康状况、生活自理能力、慢性病史和疾病严重程度)、生活方式(包括吸烟、饮酒、滥用药物、体育活动少、高热量和多盐、社会适应不良和破坏生物节律)、医疗服务的可及性和服务体验(包括前往医疗机构就诊的方便程度,治疗效果,老年人对医疗机构服务质量和服务态度的评价)、医疗支出的共担形式(医疗保险类型及保障效果、其他费用分担渠道及额度)以及社会网络和社会资本等。

(三)问卷设计

本研究在专家咨询的基础上,综合参考和借鉴了北京大学主持的中国健康与养老追踪调查、原国家卫生计生委组织的国家卫生服务调查以及中国疾病预防控制中心组织的中国健康与营养调查等研制调查问卷,特别是老年人自评健康量表、生活自理能力量表等内容,确保调查资料的信度和效度。

三 贫困脆弱性的测算

家庭 t 时刻的贫困脆弱性是指在 $t+1$ 时刻跌入贫困线以下的概率,可表达为公式(1)。其中,$V_{i,t}$ 代表家庭 i 在时期 t 的脆弱性,$C_{i,t+1}$ 代表家庭 i 在时期 $t+1$ 的福利水平,Z 代表支出或消费贫困线,$P(C_{i,t+1} \leq Z)$ 代表家庭 i 在时期 $t+1$ 的支出或消费低于贫困线 Z 的概率。

$$V_{i,t} = P(C_{i,t+1} \leq Z) \tag{1}$$

如果加入家庭的收入密度函数,那么贫困脆弱性就可以用公式(2)来表示。其中 f 为密度函数,i 和 t 分别为个体和时间标识,Y 为福利水平(用收入代替),Z 为贫困线。贫困脆弱性 $V_{i,t}$ 表示个体(家庭)在 t 时期陷入贫困线 Z 以下的概率。[1]

$$V_{i,t} = \int_{-\infty}^{z} f_t(Y_{i,t+1}) \, \mathrm{d}(Y_{i,t+1}) \tag{2}$$

---

① 黄潇:《健康在多大程度上引致贫困脆弱性——基于 CHNS 农村数据的经验分析》,《统计与信息论坛》2013 年第 9 期。

　　常用的确定收入密度函数的方法有两种：一种是直接假设家庭未来收入符合某种分布，然后用家庭特征对密度函数中的参数进行估计；另外一种是根据家庭历史收支情况来估计家庭未来收入或支出的分布。研究表明，第一种方法能获得较高的准确性。[1][2]

　　贫困脆弱性指数的准确度取决于贫困线和脆弱线的选择。本书的贫困线依然使用国家贫困标准，即按照 2011 年农村居民人均纯收入 2300 元，由于物价水平和收入的增长，以 2011 年不变价为基准，估算得到 2018 年农村贫困线标准为 3535 元（年人均纯收入）。经文献梳理发现，脆弱线的选择标准包括 0.3、0.5 和 0.7，而选择 0.5 的精确性更高[3][4]，因此，本书将未来陷入贫困的概率高于 50% 认定为脆弱性的判定标准，即如果未来陷入贫困的概率高于 50%，则认为是贫困脆弱的。

　　由于本书将采用截面数据，因此借鉴乔杜里（Chaudhuri）的三阶段最小二乘法估计未来收入分布的均值和方差，即采用广义最小二乘法计算出每一户家庭的人均收入对数期望和人均收入对数方差。本书将用家庭特征对密度函数中的参数进行估计，帕累托（Pareto）分布适用于描述高收入群体的收入水平，而对数正态分布则适合于描述低收入群体的收入水平，本书调查对象为贫困地区农村老年人家庭，因而对数正态分布的假设更适用。[5]

　　假设农村人群未来收入符合对数正态分布，脆弱性可表示为：

　　[1]　Chaudhuri S. J. J. A. , "Assessing Household Vulnerability to Poverty from Cross-sectional Data-A Methodology and Estimates from Indonesia", *Discussion Papers*, 2002.

　　[2]　李丽：《中国城乡居民家庭贫困脆弱性研究》，经济科学出版社 2012 年版。

　　[3]　Haq R. , "Quantifying Vulnerability to Poverty in a Developing Economy", *Pakistan Development Review*, Vol. 54, No. 4, 2015.

　　[4]　Abebe F. E. , "Determinants of Rural Households' Vulnerability to Poverty in Chencha and Abaya Districts, Southern Ethiopia (Microeconometric Analysis)", *Journal of Economics and Sustainable Development*, Vol. 7, No. 21, 2016.

　　[5]　刘伟：《健康风险对农户贫困脆弱性的影响及对策研究》，硕士学位论文，西北农林科技大学，2014 年。

$$V_{i,t} = \int_{-\infty}^{InZ} f_i(InY_{i,t+1}) \, \mathrm{d}(InY_{i,t+1}) \tag{3}$$

那么收入的概率密度函数为：

$$f_t(Y_{i,t+1}) = \frac{1}{Y_{i,t+1} b_i \sqrt{2\pi}} e^{-(InY_{i,t+1}-a_i)/(2b_i^2)} \tag{4}$$

其中，b_i 是家庭收入的标准差，a_i 是家庭收入的期望。

结合公式（1）和公式（4），我们可以得到 i 家庭 t 时刻陷入贫困的概率为：

$$\hat{V}_{i,t} = P(Iny_i < Inz) = \Phi\left(\frac{Inz - In\hat{y}_i}{\sqrt{\hat{\sigma}_i^2}}\right) \tag{5}$$

其中，$\Phi(\bullet)$ 表示标准正态分布的累积密度函数，Z 代表贫困线水平，$In\hat{y}_i$ 表示样本家庭人均收入对数的期望均值，$\hat{\sigma}_i^2$ 为样本家庭人均收入对数的期望方差，$\hat{V}_{i,t}$ 是预期贫困脆弱性指数。

收入函数的因变量选择为样本家庭人均年收入的对数，自变量选择主要分为个体和家庭两个层面，个体层面上选取主要受访者的性别、年龄、婚姻状况、教育程度和日常生活能力（ADL）五个变量，家庭层面上选取家庭人口数、16 岁以下人口数、家庭中工作人数、家庭是否有成员参与农业以外工作和家庭中是否有成员接受过高中及以上教育五个变量。此外，在支出模型中还选择了人均年收入和人均自付医药费用作为解释变量。

四 健康贫困脆弱性风险识别

（一）农村老年人家庭健康贫困脆弱性风险描述性分析

基于研究构建的健康贫困脆弱性风险识别指标，对农村老年人家庭健康贫困脆弱性风险进行描述性分析，主要包括以下内容：首先从家庭数量、家庭成员状况两个维度出发分别对中部、西部及总样本进行描述，其中家庭数量维度包括家庭数、人口数、家庭规模三个指标；家庭成员状况包括年龄结构、户口类型、婚姻状况、教育水平、工作状态五个指标。然后分别对中部、西部及全样本的健康贫困脆弱性分布进行描述，即绘制家庭健康贫困脆弱性值四分位的构成比饼图，以掌握样本的健康贫困脆弱性值的大致分布，并结合是否具有贫困脆弱性和是否为精准扶贫户，将样本家庭贫困及脆弱性划分了持续贫困、暂时贫困、潜在贫困和规避贫困四种类型，分别描述了中部、西部和总样本的各类型健康贫困脆弱性的频数和构成比，并作卡方检验比较中西部的各类型脆弱性之间是否有差异。最后，依次从健康生理负担、健康经济负担、家庭应对行为、家庭资产可承受力、家庭健康保障状况、社区健康支持体系六个维度出发对样本的健康贫困脆弱性风险因素进行描述，以考察各个风险因素对农村家庭健康贫困脆弱性的影响情况。

（二）农村老年人家庭健康贫困脆弱性分型与特征识别

在描述分析的基础上，本书拟进一步深入探索农村老年人家庭健康贫困脆弱性分型与特征识别，主要从以下几个方面展开：首先，绘制各维度风险因素对应的健康贫困脆弱性的条形图，直观比较各个因素健康贫困脆弱性值的大小，然后以脆弱性值等于 0.5 为分界线，将大于 0.5 的家庭定义为健康贫困脆弱，小于 0.5 的家庭则定义为非健康贫困脆弱，比较不同风险因素下的中部、西部和总样本的健康贫困脆弱性发生率。其次，采用夏普里值分解方法分别比较各风险因素对农村慢病家庭健康贫困脆弱性的贡献度大小，并进一步合并各个维度的指标以比较各维度的作用大小，以找出对家庭健康贫困脆弱性贡献度最大的指标和维度。最后，基于前述的四个贫困脆弱性类型，分别描述各风险因素下各类型的频数和构成比。在此基础上，将健康贫困脆弱性的四个分型作为因变量，以指标体系中的各个变量作为自变量，以规避贫困为对照组，对健康贫困脆弱性类型做多元无序 logistic 回归，并列出函数判别式便于通过一些显性的数据测算出家庭陷入各类型健康贫困脆弱性的概率，通过比较概率大小评估其健康贫困脆弱性类型，并预测未来可能面临的致贫风险，为后续的农村老年人家庭健康贫困脆弱性的分类精准治理提供数据支持。

本章小结

贫困脆弱性人群前瞻性预测识别及风险干预的研究对于促进我国健康扶贫策略关口前移具有重要意义。由于我国农村老年人薄弱的风险应对机制，伴随人口老龄化不断加重的疾病经济负担，使其遭受到持久且沉重的健康冲击的影响。在这一背景下，针对农村老年人这一健康贫困脆弱性群体的研究具有了紧迫和重要的现实意义。参考已有国内外研究，本书根据是否健康贫困和是否具有健康贫困脆弱性两个维度，将研究对象分为持续贫困、暂时贫困、潜在贫困和规避贫困四种类型。已有研究表明，健康贫困脆弱性与家庭人口学特征、家庭社会经济学特征、家庭成员健康状况以及家庭疾病经济风险等因素密切相关。农村老年人家庭健康贫困脆弱性风险识别的研究思路如下：首先构建健康贫困脆弱性多维风险识别指标，接着明确风险识别指标与农村老年人健康贫困及脆弱性类型的关联，然后对农村老年人健康贫困脆弱性风险干预进行策略设计。基于此研究思路，本书采用文献分析法和专家咨询法以筛选健康贫困脆弱性风险识别指标，通过现场调查获取实证研究数据，确定了贫困线与脆弱性标准、收入密度函数的分布假设及其解释变量和反应变量以测算贫困脆弱性，并介绍了健康贫困脆弱性风险识别的分析内容和方法。基于本章对农村老年人家庭健康贫困脆弱性风险识别研究框架的总体梳理，下一章将对农村老年人家庭健康贫困脆弱性及风险识别的分析过程和结果进行具体阐述。

第三章 农村老年人家庭健康贫困脆弱性及风险识别结果

前文对健康贫困及脆弱性进行了文献梳理，并结合研究目的提出了农村老年人健康贫困脆弱性风险识别研究框架，为本章的数据实证分析奠定了理论基础。由此，本章将理论结合实际，首先运用文献分析法和词频分析法构建起健康贫困脆弱风险识别指标，作为后续分析的基础；接着，基于上述指标对农村老年人家庭健康贫困脆弱性风险进行描述性分析，以把握全样本健康贫困脆弱性及其风险因素情况；最后，将样本的健康贫困脆弱性与风险因素进行关联分析，识别出各风险因素对农村家庭健康贫困脆弱性的影响大小及其贡献度，并列出判别函数式用于评估家庭在未来一段时间陷入各类型健康贫困脆弱性的概率，即预测未来可能面临的致贫风险，从而对农村老年人家庭进行分类型的精准管理和帮扶，达到分类施策、动态管理的目标。

第一节 农村老年人家庭健康贫困脆弱性风险识别指标

本节将首先进行文献分析，然后对健康贫困脆弱风险因素进行词频计数分析，在此基础上从健康冲击、家庭应对能力、社区健康支持体系三个维度构建了健康贫困脆弱性风险识别指标，为后文的实证分析奠定理论基础。

一　健康贫困脆弱风险因素的词频分析

本书分别以"健康（health）""卫生（health）""疾病（disease）""医疗（medical）""健康贫困（health poverty）""因病致贫（medical/disease impoverishment）""灾难性卫生支出（catastrophic health expenditure）"等与"贫困脆弱性（vulnerability to poverty）"排列组合成检索策略，在中国知网、万方数据库、维普网、Pubmed、Web of Science 等中、外文数据库中，检索了 2010—2017 年国内外相关文献，排除学术价值不高、未对贫困脆弱性风险因素明确阐述的干扰文献后，对保留的 108 篇文献（其中中文 47 篇，英文 61 篇）进行贫困脆弱性风险因素的词频计数分析，结果如表 3 - 1 所示。

表 3 - 1　　　　　　　　健康贫困脆弱性风险因素词频分析表

文献用词	频次（次）	构成比（%）	累计构成比（%）
家庭人均收入/经济状况	46	12. 23	12. 23
家庭患慢性病患者数目/种类	38	10. 11	22. 34
家庭是否有 60 岁及以上老年人	36	9. 57	31. 91
家庭人口规模	23	6. 12	38. 03
户主受教育程度	22	5. 85	43. 88
医疗费用自付比例	20	5. 32	49. 20
家庭成员住院人次	19	5. 05	54. 26
家庭负担系数	16	4. 26	58. 51
家庭是否有 12 岁及以下儿童	14	3. 72	62. 23
居住类型（城/乡）	14	3. 72	65. 96
户主是否参加医疗保险	14	3. 72	69. 68
家庭是否有残疾人/因病致残	14	3. 72	73. 40
户主性别	12	3. 19	76. 60
户主职业状况	10	2. 66	79. 26
户主年龄	9	2. 39	81. 65
家庭成员外出务工/就业比例	6	1. 60	83. 24

续表

文献用词	频次（次）	构成比（%）	累计构成比（%）
家庭成员保险覆盖比例	6	1.60	84.84
医疗费用增长过快/费用过高	5	1.33	86.17
商业/补充保险购买率	5	1.33	87.50
家庭成员受教育程度	4	1.06	88.56
村卫生所数量	4	1.06	89.63
户主婚姻状况	4	1.06	90.69
卫生资源缺乏/配置不公平	4	1.06	91.76
自评健康状况	3	0.80	92.55
就医可及性/就医距离	3	0.80	93.35
过度医疗/不合理医疗	3	0.80	94.15
医保制度缺陷	3	0.80	94.95
人均土地面积	2	0.53	95.48
基层卫生服务能力	2	0.53	96.01
医疗保健支出总额	2	0.53	96.54
民间借贷	2	0.53	97.07
家庭消费水平	2	0.53	97.61
缺乏基本的保健知识	1	0.27	97.87
家庭成员男性比例低	1	0.27	98.14
家庭患病人数	1	0.27	98.40
村人均收入	1	0.27	98.67
村距离县城距离	1	0.27	98.94
药品价格	1	0.27	99.20
可获得的营养状况	1	0.27	99.47
健康的生活方式	1	0.27	99.73
从事劳动的方式	1	0.27	100.00
合计	376	100	

　　由表3－1可见，健康贫困脆弱性累计构成比占80%的风险因素主要是家庭内部因素，包括家庭人口学特征（如家庭是否有60岁及以上老年人、家庭人口规模、家庭是否有12岁及以下儿童、家庭负担系数、户主性别、户主年龄）、家庭社会经济学特征（如家庭人均收入/经济状况、户主受教育程度、居住类型/城乡、户主职业状况）、家庭健康状况（家庭患慢性病患者/种类/数目、家庭是否有残疾人/因病致残）以及家庭疾病经济风险（医疗费用自付比例、家庭成员住院人次、户主是否参加医疗保险）。其他风险因素还包括家庭外部因素，如资源配置因素（村卫生所数量、卫生资源缺乏/配置不公平、村距离县城距离等）、政策因素（医疗费用增长过快/费用过高、医保制度缺陷、药品价格等）、生活方式和健康素养因素（缺乏基本的保健知识、可获得的营养状况、健康的生活方式等）等。由此，形成了本书健康贫困脆弱性风险识别的概念框架（见图3－1）。

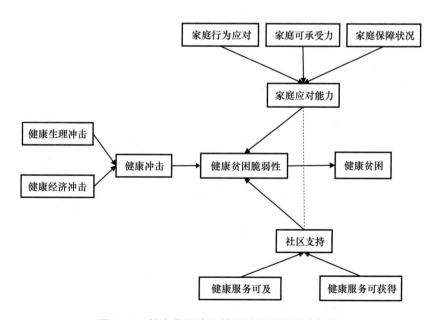

图3－1　健康贫困脆弱性风险识别的概念框架

二 本书确定的健康贫困脆弱风险指标

本书从健康冲击、家庭应对能力、社区健康支持体系三个维度来构建健康贫困脆弱性风险识别指标，其中健康冲击又包括健康生理状况、健康经济负担两个二级维度；家庭应对能力包括家庭应对行为、家庭资产可承受力、家庭健康保障状况三个二级维度；社区健康支持体系包括健康服务可及性、健康服务可获得性两个二级维度。具体识别指标如表 3 - 2 所示。

表 3 - 2 　　　　　　　　健康贫困脆弱性风险识别指标

一级维度	中间维度		终末指标
1. 健康冲击	1.1 健康生理状况	1.1.1 家庭健康冲击广度	1. 患多种慢性病的家庭成员数
			2. 失能家庭成员数
		1.1.2 家庭健康冲击深度	3. 家庭成员慢性病性质
			4. 家庭成员失能等级
	1.2 健康经济负担	1.2.1 直接健康负担	5. 健康（含医疗和照护）支出占家庭总支出的比例
		1.2.2 间接健康负担	6. 因健康发生收入损失
2. 家庭应对能力	2.1 家庭应对行为	2.1.1 应对主动性	7. 应住院而未住院
		2.1.2 应对强度	8. 家庭年住院人次数
			9. 家庭慢性病患者年人均住院天数
	2.2 家庭资产可承受力	2.2.1 存量资产	10. 家庭人均收入相对贫困线水平
		2.2.2 潜在资产	11. 家庭有效劳动力占比
	2.3 家庭健康保障状况	2.3.1 基本医疗保障	12. 家庭基本医保类型

续表

一级维度	中间维度		终末指标
3. 社区健康支持体系	3.1 健康服务可及性	3.1.1 空间可及	13. 最近医疗服务机构距离
		3.1.2 服务可及	14. 失能照护方式
	3.2 健康服务可获得性	3.2.1 能力支持	15. 慢性病诊疗机构级别

健康冲击维度包括健康生理状况、健康经济负担两个二级维度，其中健康生理状况包含家庭健康冲击广度、家庭健康冲击深度两个中间维度，健康经济负担包括直接健康负担、间接健康负担两个中间维度。以下分别对各个中间维度下的指标进行介绍：患多种慢性病的家庭成员数指共患两种及以上慢性病的家庭成员数量，失能家庭成员数指家庭失能成员的数量，患多种慢性病的家庭成员数和失能家庭成员数两个指标分别从慢性病和失能的角度表征家庭健康冲击的广度。家庭成员的慢性病性质指的是家庭成员所患慢性病为常见慢性病还是重大慢性病，若家庭中存在罹患重大慢性病的成员，则本书将该指标界定为重大慢性病；家庭成员的失能等级则是取决于家庭成员的最高失能等级，这两个指标分别从慢性病的严重程度、失能的严重程度两个方面表达家庭健康冲击的深度。健康（含医疗和照护）支出占家庭总支出的比例指的是过去一年家庭用于健康维持的支出与家庭总支出的比值，而因健康发生的收入损失指的是因为自身或者家人的健康问题导致的间接收入损失，两个指标分别代表家庭的直接健康负担和间接健康负担。

家庭应对能力维度涵盖家庭应对行为、家庭资产可承受力、家庭健康保障状况三个二级维度，其中家庭应对行为包括应对主动性、应对强度两个中间维度，家庭资产可承受力包括存量资产、潜在资产两个中间维度，而家庭健康保障状况包括基本医疗保障一个中间维度。以下分别对各个中间维度下的指标进行介绍：应住院而未住院指家庭成员是否在过去一年中存在医生诊断应该住院治疗却由于种种原因未住院的情况，这个指标表现的是家庭应对健康风险冲击的主动性。家庭年住院人次数指过去一年家庭成员的总住院次数与家庭成员数的比值，家庭慢性病患者年人均住院天数指家庭的慢性病患者在过去一年的住院天数和与慢性病患者成员数的比值，这两个指标分别从住院人次数和人均住院天数两个角度表征家庭应对健康风险冲击的强度。家庭人均收入相对贫困线水平指家庭人均收入与当年贫困线的比值，人均收入的相对水平代表了家庭的存量资产状况。家庭有效劳动力占比指家庭中的有效劳动力人口数与家庭成员数的比值，有效劳动力体现了家庭潜在的创收能力，因而作为体现家庭潜在资产水平的指标。

社区健康支持体系维度包括健康服务可及性和健康服务可获得性两个二级维度，其中健康服务可及性由空间可及和服务可及两个中间维度组成，健康服务可获得性由能力支持表示。以下分别对各个中间维度下的指标进行介绍：最近医疗服务机构距离指家庭以最便捷的方式到达距离最近的医疗机构所需的时间，以空间上的实际距离体现健康服务可及性问题。而失能照护方式指家庭失能成员可以是居家照护，也可以是机构照护，体现了照护服务的可及性，若可及性强，则更多的家庭会选择机构照护以减轻家庭的照护负担。慢性病诊疗机构级别指家庭慢性病成员主要在基层、县级还是县级以上的医疗机构诊疗疾病，体现了社区医疗机构的服务能力，其能力越强，居民的慢性病诊疗机构级别就越主要集中在基层；反之则更多依赖于上级医疗机构。

第二节　农村老年人家庭健康贫困脆弱性风险描述性分析

基于上节确定的健康贫困脆弱风险识别指标，本节拟结合调研数据进行实证分析。首先从家庭数量、家庭成员状况两个维度出发对样本进行总体描述；其次分别对样本贫困脆弱性的分布和分型进行描述；最后对样本的健康贫困脆弱性风险因素进行描述，为后文识别农村老年人家庭的健康贫困脆弱性风险因素特征奠定了基础。

一 样本总体描述

为了掌握样本的总体情况，本书从家庭数量、家庭成员状况两个维度出发分别对中部、西部及总样本进行描述，其中家庭数量维度包括家庭数、人口数、家庭规模三个指标，家庭成员状况包括年龄结构、户口类型、婚姻状况、教育水平、工作状态五个指标，如表 3－3 所示。

表 3－3　　　　　　　　　　　　样本总体描述

维度	描述变量	中部样本	西部样本	总样本
家庭数量	家庭数（户）	913	939	1852
	人口数（人）	2386	2883	5269
	家庭规模（人/户）	2.61	3.07	2.85
家庭成员状况	年龄结构（人,%）			
	45 岁以下	684（28.67）	1115（38.67）	1799（34.14）
	45—60 岁	307（12.87）	323（11.21）	630（11.96）
	61—75 岁	1016（42.58）	1104（38.29）	2120（40.24）
	75 岁以上	379（15.88）	341（11.83）	720（13.66）
	户口类型（人,%）			
	农业户口	2273（95.26）	2822（97.88）	5095（96.70）
	非农业户口	113（4.74）	61（2.12）	174（3.30）
	婚姻状况（人,%）			
	已婚	1474（61.78）	1719（59.63）	3193（60.60）
	其他	912（38.22）	1164（40.37）	2076（39.40）
	教育水平（人,%）			
	文盲/半文盲	599（25.10）	953（33.06）	1552（29.46）
	小学	1060（44.43）	1184（41.07）	2244（42.59）
	中学	676（28.33）	662（22.96）	1338（25.39）
	大学及以上	51（2.14）	84（2.91）	135（2.56）
	工作状态（人,%）			
	务农	1334（55.91）	1844（63.96）	3178（60.32）
	在岗	250（10.48）	293（10.16）	543（10.31）
	退休及其他	802（33.61）	746（25.88）	1548（29.38）

由上表可知，总体上中西部样本在各个指标上的分布趋势均基本一致。具体地，就家庭数量维度而言，总样本家庭数为 1852 户，人口数 5269 人，平均家庭规模 2.85 人/户；其中中部样本家庭数量为913 户，人口数 2386 人，家庭规模 2.61 人/户；西部样本家庭数量为939 户，人口数 2883 人，家庭规模 3.07 人/户。可见，西部样本的家庭户数、人口数及其家庭规模均大于中部样本。就家庭成员年龄结构而言，总样本年龄以 45 岁以上的中老年人为主体，60 岁以上的老年人约占 50%；中部样本在 45 岁以下的样本占比较西部低，而 45 岁以上中老年人的样本比例较高，说明中部样本的平均年龄较西部高。关于户口类型，总样本中绝大多数为农业户口（96.70%）；相较于西部样本，中部样本的非农业户口占比较高。关于样本的婚姻状况，总样本中婚姻状况主要为已婚（60.60%）；中部样本的已婚率（61.78%）略高于西部样本（59.63%）。总样本的受教育水平大多数为小学及以下，其中约 30% 的样本为文盲/半文盲；就中西部比较而言，中部样本的文盲/半文盲率较低（25.10%）、受教育水平较高。关于工作状态，总样本以务农为主（60.32%）；与西部样本相比较，中部样本的务农比例较低，而退休和在岗比例较高。上述特征提示我们，农村家庭总体的风险抵御能力较差，是健康贫困脆弱性的高危群体。此外，中部样本的总体风险应对能力较西部样本强，说明西部贫困地区仍然是健康扶贫需要重点攻克的地区。

二 样本贫困脆弱性描述

（一）样本贫困脆弱性分布

为了更加直观地了解样本的健康贫困脆弱性分布状况，本书分别对中部、西部及全样本的健康贫困脆弱性分布进行描述，即将家庭健康贫困脆弱性值分为 0—0.25，0.25—0.5，0.5—0.75 和 0.75—1.0四分位，并绘出四个部分的构成比饼图，如图 3-2、图 3-3、图3-4所示。

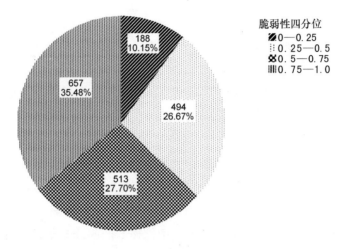

图 3 - 2　全样本健康贫困脆弱性四分位饼图

如图 3 - 2 所示，全样本有 188 户家庭脆弱性在 0—0.25 之间，我们认为这一部分家庭陷入贫困的概率比较低，属于风险较低的家庭；494 户家庭的贫困脆弱性在 0.25—0.5 之间，处于脆弱性的边缘，这部分家庭比前一部分家庭脆弱性高，但仍属于非脆弱性人群；有 1170 户家庭脆弱性大于 0.5，占总调查家庭的 63.18%，且脆弱性介于 0.75—1.0 的有 657 户家庭，占总调查家庭的 35.48%，这说明了贫困地区的农村老年人家庭处于贫困的边缘，陷入贫困的概率很大，覆盖一半以上的人群。这些家庭抗风险能力较低，一旦受到风险的冲击，很可能会陷入贫困。

如图 3 - 3 所示，中部样本有 141 户家庭脆弱性在 0—0.25 之间，我们认为这一部分家庭陷入贫困的概率比较低，属于风险较低的家庭；416 户家庭的贫困脆弱性在 0.25—0.5 之间，处于脆弱性的边缘，这部分家庭比前一部分家庭脆弱性高，但仍属于非脆弱性人群；有 356 户家庭脆弱性大于 0.5，占总调查家庭的 38.99%，且脆弱性介于 0.75—1.0 的有 78 户家庭，占总调查家庭的 8.54%，这说明了中部地区的农村老年人家庭陷入健康贫困的概率相对较小，抗风险能力较强。

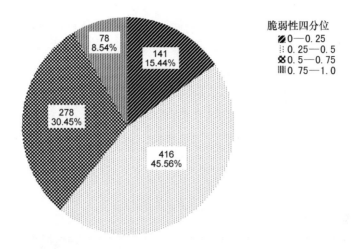

图 3 - 3　中部样本健康贫困脆弱性四分位饼图

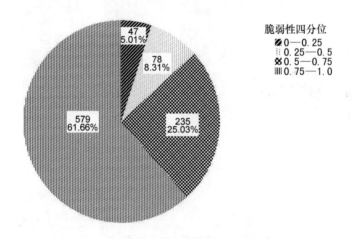

图 3 - 4　西部样本健康贫困脆弱性四分位饼图

如图 3 - 4 所示，西部样本有 47 户家庭脆弱性在 0—0.25 之间，我们认为这一部分家庭陷入贫困的概率比较低，属于风险较低的家庭；78 户家庭的贫困脆弱性在 0.25—0.5 之间，处于脆弱性的边缘，这部分家庭比前一部分家庭脆弱性高，但仍属于非脆弱性人群；有 814 户家庭脆弱性大于 0.5，占总调查家庭的 86.69%，且脆弱性介于 0.75—1.0 的有 579 户家庭，占总调查家庭的 61.66%，这说明了西部地区的大多数农村老年人家庭处于贫困的边缘，陷入贫困的概率非常大。这些家庭抗风险能力很低，一旦受到风险的冲击，极有可能会陷入贫困。

在样本总体贫困脆弱性分布的基础上，为进一步考察和比较精准扶贫户与非精准扶贫户的健康贫困脆弱性值的分布情况，本书依据是否贫困进行分层，绘制健康贫困脆弱性的四分位柱状图。

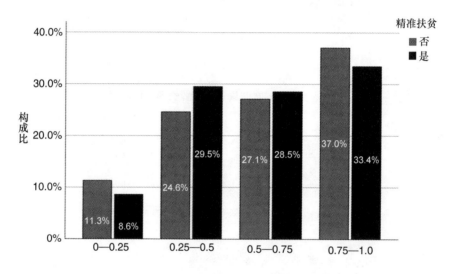

图 3-5　贫困家庭与非贫困家庭的健康贫困脆弱性四分位柱状图

如图 3-5 所示，贫困家庭有 8.6% 的家庭脆弱性在 0—0.25 之间，我们认为这一部分家庭陷入贫困的概率比较低，属于风险较低的家庭；29.5% 的家庭贫困脆弱性在 0.25—0.5 之间，处于脆弱性的边缘，这部分家庭比前一部分家庭脆弱性高，但仍属于非脆弱性人群；有 61.9% 的家庭脆弱性大于 0.5，且脆弱性介于 0.75—1.0 的占 33.4%。说明贫困家庭的脆弱性较高，超过半数的家庭处于脆弱状态，其中约一半的家庭还属于高度脆弱，一旦受到风险的冲击，很可能会陷入贫困。

非贫困家庭有 11.3% 的家庭脆弱性在 0—0.25 之间，我们认为这

一部分家庭陷入贫困的概率比较低，属于风险较低的家庭；24.6%的
家庭贫困脆弱性在0.25—0.5之间，处于脆弱性的边缘，这部分家庭
比前一部分家庭脆弱性高，但仍属于非脆弱性人群；有64.1%家庭
脆弱性大于0.5，且脆弱性介于0.75—1.0的家庭占比达到37.0%。
说明非贫困家庭的脆弱性也较高，超过半数的家庭处于脆弱状态，其
中约一半的家庭还属于高度脆弱。综上所述，无论是贫困家庭还是非
贫困家庭，其健康贫困脆弱率均超过半数，说明是否贫困对家庭的健
康贫困脆弱性影响较小。

（二）样本贫困及脆弱性分型

结合是否具有贫困脆弱性和是否为精准扶贫户，将样本家庭贫困
及脆弱性划分为持续贫困、暂时贫困、潜在贫困和规避贫困四种类
型，具体分类依据为：贫困且脆弱的家庭为持续贫困，贫困但非脆弱
的家庭为暂时贫困，非贫困但脆弱的家庭为潜在贫困，非贫困且非脆
弱的家庭为规避贫困。本书分别描述了中部、西部和总样本的各类型
健康贫困脆弱性的频数和构成比，并作卡方检验比较中西部的各类型
脆弱性之间是否有差异，如表3-4所示。

表3-4　　　　　　　　　　贫困及脆弱性分型

分型	中部样本（户，构成比%）	西部样本（户，构成比%）	χ^2/P	总样本（户，构成比%）
持续贫困	184（20.15）	305（32.48）	473.046（0.000）	489（26.40）
暂时贫困	257（28.15）	44（4.69）		301（16.25）
潜在贫困	172（18.84）	509（54.21）		681（36.77）
规避贫困	300（32.86）	81（8.63）		381（20.57）

就总样本而言，农村老年家庭的持续贫困、暂时贫困、潜在贫困
和规避贫困户数分别为489户、301户，681户和381户，分别占总
调查家庭的26.40%、16.25%、36.77%和20.57%。其中潜在贫困
的家庭有681户，占比最大，这说明我国农村老年人健康贫困脆弱性

较大,即使按照目前贫困线标准未陷入贫困的家庭,一旦遭受到健康风险冲击也很可能陷入贫困。在贫困户中,暂时贫困的家庭有301户,此类家庭贫困脆弱性较小,通过精准帮扶很容易摆脱贫困。而持续贫困的家庭达到489户,这类家庭贫困脆弱性较大,扶贫难度更大;针对这类家庭,必须找出其陷入贫困的深层次原因,激发动力,创造家庭持续性的收入来源,才能够帮助他们彻底摆脱贫困。规避贫困家庭有381户,他们既不是贫困户,贫困脆弱性也很低,较为稳定地实现了脱贫,返贫可能性也较低。

就中西部样本的比较而言,卡方检验表明中西部样本的各类型健康贫困脆弱性间存在显著差异,西部样本的持续贫困率、潜在贫困率高于中部样本,而暂时贫困率、规避贫困率低于中部样本,可见西部样本的健康贫困脆弱性要高于中部样本,这可能是因为西部的经济发展水平、医疗资源和服务能力等相较于中部地区仍然较为落后,从而其抵御风险冲击的能力也较弱。

随着扶贫工作的深入,现行标准下绝对贫困人口将会逐渐减少直至消失,但这并不意味着农村贫困人口的消失,潜在贫困人口仍然存在,尤其是农村老年人[1][2][3],虽然暂时未陷入贫困,但是由于创收能力有限、社会支持力度低等原因,很可能在不久的将来由于疾病的冲击陷入贫困。而暂时贫困的家庭因脆弱性较小,通过精准扶贫的帮助,很容易摆脱贫困且再次返贫的风险较小。持续贫困的人群,不仅脱贫难度较大,因其贫困脆弱性大,脱贫后再次返贫的可能性也高。因此,针对持续贫困类型的人群,在现有扶贫政策帮助其脱贫后,还必须针对脆弱性风险因素持续给予防范帮扶,才能够保持其脱贫的稳定状态。

---

① 李小云等:《2020年后扶贫工作的若干思考》,《国家行政学院学报》2018年第1期。

② 王怡:《精准脱贫与2020年我国全面建成小康社会——基于2010—2017年扶贫经验的理论和实证分析》,《陕西师范大学学报》(哲学社会科学版)2018年第6期。

③ 左停:《贫困的多维性质与社会安全网视角下的反贫困创新》,《社会保障评论》2017年第2期。

三　样本健康贫困脆弱性风险因素描述

（一）健康生理状况

本书将前文风险识别指标中的健康生理状况维度涵盖的家庭健康冲击广度、家庭健康冲击深度两个中间维度下的各个指标，分为中部样本、西部样本和总样本，并进行描述性分析，如表3-5所示。

表3-5　　　　样本健康贫困脆弱性的健康生理风险描述

描述变量		中部样本 （户，%）	西部样本 （户，%）	总样本 （户，%）
家庭慢性病患病人数	1 人	106 (30.37)	356 (47.66)	462 (42.15)
	2 人	147 (42.12)	333 (44.58)	480 (43.80)
	3 人及以上	96 (27.51)	58 (7.76)	154 (14.05)
家庭慢性病患病人数占比	≤1/3	32 (8.99)	168 (20.64)	200 (17.09)
	1/3—2/3	103 (28.93)	332 (40.79)	435 (37.18)
	>2/3	221 (62.08)	314 (38.57)	535 (45.73)
患多种慢性病的家庭成员数	≤1 人	268 (75.28)	707 (86.86)	975 (83.33)
	2 人	75 (21.07)	102 (12.53)	177 (15.13)
	3 人及以上	13 (3.65)	5 (0.61)	18 (1.54)
家庭慢性病共病人数占慢病患者比例	<1/2	202 (56.74)	532 (65.36)	734 (62.74)
	≥1/2	154 (43.26)	282 (34.64)	436 (37.26)
家庭成员慢性病性质	常见慢性病	211 (59.27)	712 (87.47)	923 (78.89)
	重大慢性病	145 (40.73)	102 (12.53)	247 (21.11)
家庭慢性病患者患病持续时间（年）	均值	33.87	50.01	27.07
	中位数	12.50	38.50	14.00
家庭慢性病患者人均患病持续时间	≤5 年	78 (21.91)	413 (50.74)	491 (41.97)
	5—10 年	34 (9.55)	128 (15.72)	162 (13.85)
	>10 年	244 (68.54)	273 (33.54)	517 (44.19)
失能家庭成员数	≤1 人	305 (85.67)	785 (86.55)	1090 (93.16)
	2 人	46 (12.92)	28 (3.44)	74 (6.32)
	3 人及以上	5 (1.40)	1 (0.12)	6 (0.51)

续表

描述变量		中部样本 （户,%）	西部样本 （户,%）	总样本 （户,%）
失能家庭成员数占比	≤1/3	203（57.02）	677（83.17）	880（75.21）
	1/3—2/3	75（21.07）	93（11.43）	168（14.36）
	大于2/3	78（21.91）	44（5.41）	122（10.43）
家庭成员失能等级	无	156（43.82）	608（74.69）	764（65.30）
	轻度	163（45.79）	153（18.80）	316（27.01）
	中度	17（4.78）	22（2.70）	39（3.33）
	重度	20（5.62）	31（3.81）	51（4.36）
家庭重度失能占失能人数 比例	≤1/2	193（93.24）	196（95.15）	389（94.19）
	>1/2	14（6.76）	10（4.85）	24（5.81）

表 3 - 5 数据提示，总体上中部样本、西部样本和总样本的变动趋势是大致相同的。具体地，中、西部健康贫困脆弱的家庭中患慢性病人数大于 1 人的有 634 户，占脆弱家庭的 57.85%，即超过一半的家庭有 2 人以上的人员患有慢性病；家庭慢性病患病人数占比大于 1/3 的有 970 户，占脆弱家庭的 82.91%。家庭慢性病共患病人数大于 1 人的有 195 户，占脆弱家庭的 16.67%；家庭慢性病共病人数占慢病患者比例 1/2 以上的有 436 户，占脆弱家庭的 37.26%。家庭成员慢性病性质为重大慢性病的有 247 户，占脆弱家庭的 21.11%。家庭慢性病患者患病持续时间（年）27.07 年；家庭慢性病患者人均患病持续时间 10 年以上的有 517 户，占脆弱家庭的 44.19%。在健康贫困脆弱的家庭中，有 406 户家庭其成员出现生活自理能力障碍，即失能，占脆弱家庭的 34.70%；失能家庭成员数大于等于 2 人的家庭有 80 户，占脆弱家庭的 6.83%；失能家庭成员数占比大于 1/3 的有 290 户，占脆弱家庭的 24.79%。有中度及重度失能成员的家庭为 90 户，占脆弱家庭的 7.69%；家庭重度失能占失能人数比例大于 1/2 的仅有 24 户，占脆弱家庭的 5.81%。

可见，在农村健康贫困脆弱的家庭中慢病患病率高、多种慢病共病情况多发、慢性病患病持续时间长、重大慢病发病率较高，需要长期服药，且失能发生率较高，以轻度失能为主。以慢性病高发、失能情况恶化表现为主的健康生理状况，给农村家庭带来了沉重的疾病经济负担和照护负担，是我国农村贫困地区重要的致贫威胁。

（二）健康经济负担

本书将前文风险识别指标中的健康经济负担维度涵盖的直接健康负担、间接健康负担两个中间维度下的各个指标，分为中部样本、西部样本和总样本，并进行描述性分析，如表3-6所示。

表3-6　　　　　样本健康贫困脆弱性的健康经济风险描述

描述变量		中部样本 （户，%）	西部样本 （户，%）	总样本 （户，%）
直接医疗总费用	均值（元）	13661.52	5975.49	8314.15
	中位数（元）	7296.67	2533.42	3369.24
照护费用	均值（元）	499.54	499.54	756.44
	中位数（元）	0	0	300
照护费用占总支出比例	≤15%	340（95.51）	789（96.93）	1129（96.50）
	15%—40%	13（3.65）	22（2.70）	35（2.99）
	40%—100%	3（0.84）	3（0.37）	6（0.51）
因健康发生收入损失	均值（元）	221.74	1163.35	876.84
	中位数（元）	0	0	0
因健康发生收入损失	是	23（6.46）	138（16.95）	161（13.76）
	否	333（93.54）	676（83.05）	1009（86.24）
灾难性卫生支出	是	303（85.11）	466（57.25）	769（65.73）
	否	53（14.89）	348（42.75）	41（34.27）
医疗支出占比	≤15%	48（13.48）	277（34.03）	325（27.78）
	15%—40%	93（26.12）	226（27.76）	319（27.26）
	40%—100%	109（30.62）	198（24.32）	307（26.24）
	>100%	106（29.78）	113（13.88）	219（18.72）

续表

描述变量		中部样本 （户，%）	西部样本 （户，%）	总样本 （户，%）
健康（含医疗和照护）支出占家庭总支出的比例	≤15%	48（13.48）	277（34.03）	325（27.78）
	15%—40%	93（26.12）	226（27.76）	319（27.26）
	>40%	215（60.39）	311（38.21）	526（44.96）
因病借贷	是	49（13.76）	149（18.30）	198（16.92）
	否	307（86.24）	665（81.70）	972（83.08）

如表3-6所示，中、西部健康贫困脆弱家庭的直接医疗总费用均数为8314.15元，中位数为3369.24元，医疗支出占比大于40%的有526户，占脆弱家庭的44.96%；此外，219户家庭的医疗支出占比甚至超过了100%。照护费用均数为756.44元，中位数为300元，照护费用占总支出比例低于15%的家庭为1129户，占脆弱家庭的96.50%。健康（含医疗和照护）支出占家庭总支出比例大于40%的有526户，占脆弱家庭的44.96%。因健康发生收入损失的家庭为161户（13.76%），损失均值为876.84元。769户家庭发生了灾难性卫生支出，占比为65.73%；因病借贷的家庭有198户，占全部脆弱家庭的16.92%，且西部样本的因病借贷率较中部更高。

据此，农村健康贫困脆弱家庭的医疗支出额较高，且其占家庭总支出的比例较大、灾难性卫生支出发生率高；照护费用相对较少，但包含医疗、照护费用在内的健康支出占家庭总支出的比例较高；因病借贷率接近20%。这表明我国农村健康贫困脆弱家庭面临着沉重的健康经济负担，亟待切实可行的措施进行缓解。

（三）家庭应对行为

本书将前文风险识别指标中的家庭应对行为维度涵盖的应对主动性、应对强度两个中间维度下的各个指标，分为中部样本、西部样本和总样本，并进行描述性分析，如表3-7所示。

表 3 - 7　　　　　　　样本健康贫困脆弱性的家庭应对风险描述

描述变量		中部样本	西部样本	总样本
家庭年住院人次数 （人次）	1 次及以下	225（63.20）	560（68.80）	785（67.09）
	2 次及以上	131（36.80）	254（31.20）	385（32.91）
家庭慢性病患者年人 均住院天数（天）	均值（天）	12.36	3.55	6.23
	中位数（天）	4.90	0	1.00
家庭慢性病患者年人 均住院天数（天）	≤5 天	181（50.84）	624（76.66）	805（68.80）
	5—10 天	30（8.43）	51（6.27）	81（6.92）
	>10 天	145（40.73）	139（17.08）	284（24.27）
应住院而未住院 （户,%）	是	18（5.06）	35（4.30）	53（4.53）
	否	338（94.94）	779（95.70）	1117（95.47）

表 3 - 7 数据说明，在健康贫困脆弱的家庭中，有 385 户家庭年住院人次数达到 2 次及以上，占脆弱家庭总数的 32.91%。家庭慢性病患者年人均住院天数为 6.23 天，10 天以上的有 284 户，占脆弱家庭的 24.27%；值得一提的是，中部样本的慢性病患者年人均住院天数（12.36 天）明显高于西部样本（3.55 天）。而存在应住院而未住院的脆弱家庭较少，为 53 户，占比 4.53%。

由此，健康贫困脆弱家庭中出现应住院未住院情况的较少，有相当一部分家庭的年住院人次数在 2 次及以上，且家中有慢病患者的家庭，其年人均住院天数在 10 天以上的占到不小比例。提示我们，健康贫困脆弱家庭针对健康风险的应对主动性较好，但需要应对的风险强度很高，这在短时间内可能会给其带来高额的医疗费用负担，进一步加重其脆弱状态而陷入贫困。

（四）家庭资产可承受力

评估脆弱性的时间长短非常重要，而且很可能因个人和观景的不同而有所不同。外部风险冲击和家庭内部各资本条件是影响脆弱性的重要因素。衡量贫困脆弱性需要有关家庭资产，包括物质、人力和社会资本的数据。

本书将前文风险识别指标中的家庭资产可承受力维度涵盖的存量资产、潜在资产两个中间维度下的各个指标，分为中部样本、西部样本和总样本，并进行描述性分析，如表 3 - 8 所示。

表 3 - 8　　　　　样本健康贫困脆弱性的家庭资产风险描述

描述变量		中部样本	西部样本	总样本
家庭有效劳动力占比（户,%）	不足 1/3	222 (62.36)	546 (67.08)	768 (65.64)
	1/3—2/3	119 (33.43)	247 (30.34)	366 (31.28)
	2/3 以上	15 (4.21)	21 (2.58)	36 (3.08)
家庭年人均收入（元）	均值	4754.88	3491.11	3875.64
	中位数	3050.00	1823.33	2160.00
家庭人均收入相对贫困线水平（户,%）	≤1	202 (56.74)	581 (71.38)	783 (66.92)
	1—1.5	45 (12.64)	85 (10.44)	130 (11.11)
	1.5—2	28 (7.87)	50 (6.14)	78 (6.67)
	>2	81 (22.75)	98 (12.04)	179 (15.30)

如表 3 - 8 所示，家庭有效劳动力占比低于 1/3 的家庭为 768 户，占了脆弱家庭总数的 65.64%。脆弱家庭的年人均收入均值为 3875.64 元，家庭人均收入与当年贫困线的比值低于 1 的有 783 户，占比 66.92%，即实际人均收入低于贫困线的脆弱家庭超过半数，值得注意的是，中部样本的家庭年人均收入明显高于西部样本。

据此，我们可以得到，大部分农村健康贫困脆弱家庭的有效劳动力占比低，限制家庭增收创收能力，使得家庭人均收入低且处于贫困线标准以下，即大部分农村健康贫困脆弱家庭的存量资产、潜在资产状况较差，家庭资产的可承受力难以抵御健康风险的冲击，因而易于陷入持续的健康贫困。

（五）家庭健康保障状况

本书将前文风险识别指标中的家庭健康保障状况维度涵盖的基本医疗保障、其他健康保障两个中间维度下的各个指标，分为中部样本、西部样本和总样本，并进行描述性分析，如表 3 - 9 所示。

表 3 - 9　　　　　　样本健康贫困脆弱性的家庭健康保障风险描述

描述变量		中部样本 （户,%）	西部样本 （户,%）	总样本 （户,%）
家庭基本医保类型	城乡居民 基本医保	341（95.79）	812（99.75）	1153（98.55）
	城镇职工 基本医保	6（1.69）	2（0.25）	8（0.68）
	其他	9（2.53）	0（0.00）	9（0.77）
医疗救助	有	184（51.69）	305（34.47）	489（41.79）
	无	172（48.31）	509（62.53）	681（58.21）
商业医疗保障	有	26（7.30）	41（5.04）	67（5.73）
	无	330（92.70）	773（94.96）	1103（94.27）
亲友经济支持	有	216（60.67）	380（46.68）	596（50.94）
	无	140（39.33）	434（53.32）	574（49.06）
亲友照护支持	有	65（18.26）	189（23.22）	254（21.71）
	无	291（81.74）	625（76.78）	916（78.29）

如表 3 - 9 所示，健康贫困脆弱家庭的基本医保类型以城乡居民基本医保为主，占 98.55%；有 489 户脆弱家庭享有医疗救助，占 41.79%；仅有 67 户脆弱家庭参与商业医保，占脆弱家庭总数的 5.73%。关于亲友的非正式支持，分别有 596 户（50.94%）、254 户（21.71%）的脆弱家庭有亲友的经济支持和照护支持，亲友的非正式支持更多地表现为经济上的支持而非照护支持。

可见，我国农村健康贫困脆弱家庭主要依赖于城乡居民基本医疗保险的保障作用，医疗救助也起到了较为重要的补充作用；获得的非正式支持以亲友提供的经济支持居多。提示农村脆弱家庭应对风险冲击的能力有限，亟待进一步完善多层次的医疗保障体系、建立健全更加高效的正式社会支持体系，以为农村健康贫困脆弱家庭提供资助帮扶，增强其抵御健康风险冲击的能力。

（六）社区健康支持体系

本书将前文风险识别指标中的社区健康支持体系维度涵盖的健康服务可及性、健康服务可获得性两个中间维度下的各个指标，分为中部样本、西部样本和总样本，并进行描述性分析，如表3-10所示。

表3-10　　样本健康贫困脆弱性的社区健康支持风险描述

描述变量		中部样本（户,%）	西部样本（户,%）	总样本（户,%）
最近医疗服务机构距离	≤10分钟	117（32.87）	284（34.89）	394（33.88）
	10—20分钟	86（24.16）	208（25.55）	294（25.28）
	20—30分钟	59（16.57）	116（14.25）	175（15.05）
	>30分钟	94（26.40）	206（25.31）	300（25.80）
慢性病诊疗机构级别	基层	313（87.92）	4086（50.12）	721（61.62）
	县级	29（8.15）	204（25.06）	233（19.91）
	县级以上及其他	14（3.93）	202（24.82）	216（18.46）
失能照护方式	无失能	166（46.63）	758（93.12）	924（78.97）
	居家照护	174（48.88）	52（6.39）	226（19.32）
	机构照护及其他	16（4.49）	4（0.49）	20（1.71）
吸烟行为干预	不吸烟	169（47.47）	297（36.49）	466（39.83）
	吸烟	187（52.53）	517（63.51）	704（60.17）
饮酒行为干预	饮酒	118（33.15）	291（35.75）	409（34.96）
	不饮酒	238（66.85）	523（64.25）	761（65.04）

由表3-10可知，农村健康贫困脆弱家庭与最近医疗机构距离在20分钟以上的有475户，占比40.85%，即约四成的家庭看病就医最少需要20分钟的路程。慢性病诊疗机构级别为县级及以上的有449户，占脆弱性家庭的38.37%，即约四成的家庭未在基层诊疗慢病。

失能照护方式为居家照护的有 226 户，占脆弱家庭的 19.32%，远高于机构照护的比例。家庭成员吸烟、饮酒的分别为 704 户、761 户，占比分别为 60.17%、65.04%。

　　由此可见，我国农村健康贫困脆弱家庭健康服务可及性较差、健康服务可获得性也不足，农村社区健康支持体系提供基本医疗和长期照护服务的能力不足、技术落后、资源匮乏等问题致使其未能有效满足居民的基本健康服务需求，使得相当一部分慢病患者到县级及以上级别医疗机构就诊，这不仅加重了农村慢病患者家庭的疾病经济负担，还加剧了医疗资源浪费、看病难等问题。

第三节　农村老年人家庭健康贫困脆弱性分型与特征识别

　　基于前文的理论和数据铺垫，本节拟从以下几方面深入探索农村老年人家庭健康贫困脆弱性分型与特征识别：首先，从不同风险因素的脆弱性大小比较、发生率比较和风险因素分解三个方面对样本的健康贫困脆弱性与风险因素的关联进行分析；其次，描述不同健康贫困与脆弱性类型的风险特征；最后，通过多元回归模型分析各类型的风险因素贡献度。

一　样本健康贫困脆弱性与风险因素关联

（一）不同风险因素的脆弱性大小比较

　　已知上述风险因素对农村家庭的健康贫困脆弱性存在影响，那么每个风险因素的脆弱性大小具体如何？笔者拟进一步绘制各维度风险因素对应的健康贫困脆弱性的条形图，直观比较各个因素健康贫困脆弱性值的大小。

　　首先，对健康生理状况维度下的四个指标：家庭慢性病患共病人数、失能家庭成员数、家庭成员慢性病性质和家庭成员失能等级，绘制条形图以比较其脆弱性的大小，如图 3-6 所示。

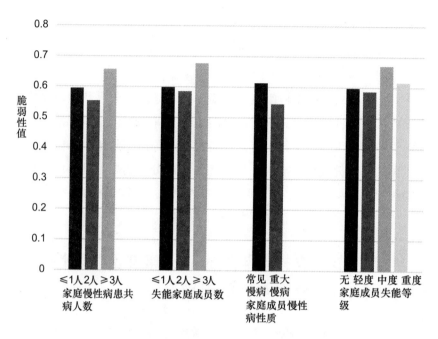

图 3-6　健康生理状况的脆弱性大小比较

图 3-6 提示随着家庭慢性病共病人数的增多，家庭贫困脆弱性的值呈现先降低再升高的趋势，总体上当家庭慢性病共病人数达到 3 人时，其脆弱性值明显高于其他组；失能家庭成员数与慢性病共病人数呈现出一致的变动规律，可见家庭慢性病共病人数和失能人数的增多意味着其面临更大的健康贫困脆弱性风险。然而就家庭成员慢性病性质而言，常见慢病的脆弱性值却高于重大慢病，这可能是因为常见慢病的发病率和共病率远高于重大疾病。家庭成员失能等级为中度、重度时，其脆弱性值高于其他两组，说明失能等级高的家庭更易陷入健康贫困脆弱性。总体而言，健康生理状况较差的家庭有着更高的健康贫困脆弱性。

然后，对健康经济负担维度下的两个指标：健康支出占总支出比、因健康发生收入损失，绘制条形图以比较其脆弱性的大小，如图 3-7 所示。

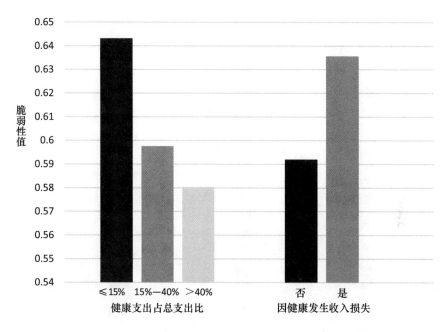

图 3 - 7　健康经济负担的脆弱性大小比较

如图 3 - 7 所示，家庭健康支出占总支出比例与健康贫困脆弱性值呈现出反向变动的关系，即随着健康支出占总支出比例增大，家庭贫困脆弱性随之减小。因健康问题发生了收入损失的家庭贫困脆弱性值更高，即因为健康问题导致了间接经济负担的增加，抵御风险的能力降低，从而面临更高的健康贫困脆弱性。

接着，对家庭应对行为维度下的三个指标：应住院而未住院、家庭年住院人次数、家庭慢性病患者年人均住院天数，绘制条形图以比较其脆弱性的大小，如图 3 - 8 所示。

如图 3 - 8 所示，存在应住院而未住院的情况、家庭年住院人次数在 2 次及以上、慢病患者平均住院天数在 5 天以下的家庭有着更高的健康贫困脆弱性。说明在面临健康风险冲击时，家庭的应对行为对于其是否能抵御风险，规避健康贫困脆弱性具有重要意义。

接着，对家庭资产可承受力维度下的两个指标：家庭人均收入相对贫困线水平、家庭有效劳动力占比，绘制条形图以比较其脆弱性的

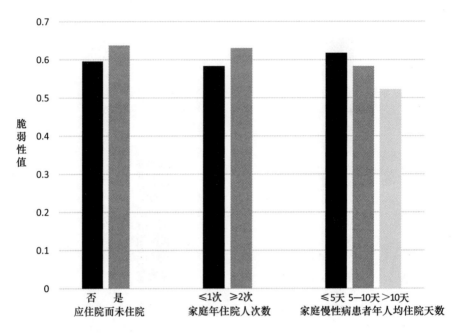

图 3 - 8　家庭应对行为的脆弱性大小比较

大小，如图 3 - 9 所示。

　　从图 3 - 9 可知，随着家庭人均收入与当年贫困线比值和家庭有效劳动力占比的增大，其健康贫困脆弱性的值随之减小，即家庭人均收入越高、有效劳动力越多意味着其经济创收能力和抵御风险冲击的能力越强，则陷入健康贫困脆弱性的可能性越低。说明家庭资产可承受力与健康贫困脆弱性存在密切关系，家庭资产可承受力体现了家庭的内生发展能力，是健康扶贫工程必须着力突破的关键点，也是实现长期脱贫不返贫的重要支撑。

　　接着，对家庭健康保障状况维度下的指标——基本医保类型，绘制条形图以比较其脆弱性的大小，如图 3 - 10 所示。

　　图 3 - 10 表明，与城镇职工医疗保险相比，医保类型为城乡居民医疗保险和其他保险的家庭有着更高的健康贫困脆弱性值，说明不同医保类型对于居民疾病经济负担的保障效果是有差异的，城乡居民医疗保险的保障效果还有待进一步提升；只有切实发挥城乡居民基本医

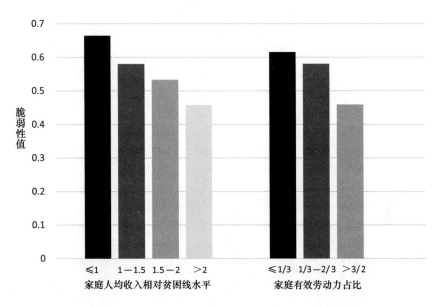

图 3 - 9　家庭资产可承受力的脆弱性大小比较

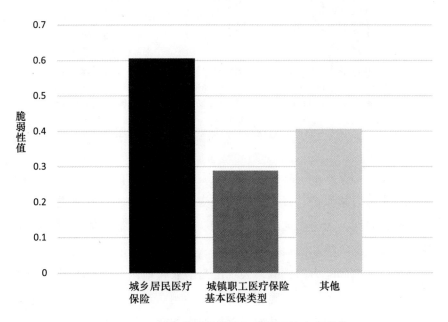

图 3 - 10　家庭健康保障状况的脆弱性大小比较

保在缓解农村患者自付卫生费用负担上的作用，才能降低农村健康贫困脆弱家庭陷入贫困的概率。

最后，对社区健康支持体系维度下的三个指标：最近医疗服务机构距离、失能照护方式、慢性病诊疗机构级别，绘制条形图以比较其脆弱性的大小，如图 3-11 所示。

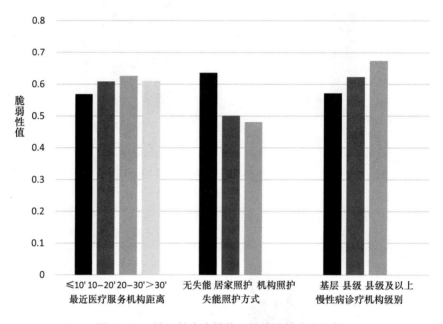

图 3-11　社区健康支持体系的脆弱性大小比较

如图 3-11 所示，总体上，最近医疗服务机构的距离越大、失能照护方式为居家照护、慢性病诊疗机构级别越高的家庭有着更高的健康贫困脆弱性，因为更远的就医距离、更高级别的确诊机构意味着更高的直接经济负担和间接经济负担，从而加大了对农村家庭本就匮乏的风险冲击抵御能力的挑战，表现出当前农村地区不完善的社区健康支持体系对家庭健康贫困脆弱性的负面影响。这提示我们，农村地区医疗服务可及性的提高、基层医疗机构服务能力和质量的提升，对于减轻居民的健康经济负担、减少因病致贫返贫的发生具有重要作用。

（二）不同风险因素的脆弱性发生率比较

上文对不同风险因素脆弱性大小的比较分析是对脆弱性具体数值的比较，接下来将以脆弱性值等于0.5为分界线，将大于0.5的家庭定义为健康贫困脆弱，小于0.5的家庭则定义为非健康贫困脆弱，分别报告不同风险因素下的中部、西部和总样本的健康贫困脆弱性发生率，如表3-11所示。

表3-11　　　　　　　　样本健康贫困脆弱性发生率比较　　　　　　（单位:%）

描述变量		中部样本	西部样本	总样本
患多种慢性病的家庭成员数	≤1 人	38.51	86.75	64.53
	2 人	37.50	86.44	55.66
	3 人及以上	76.47	83.33	78.26
失能家庭成员数	≤1 人	37.52	86.55	63.37
	2 人	48.94	90.32	59.20
	3 人及以上	83.33	100.00	85.71
家庭成员慢性病性质	常见慢性病	35.46	87.04	65.32
	重大慢性病	45.60	84.30	56.26
家庭成员失能等级	无	30.95	86.00	63.09
	轻度	47.11	90.53	61.36
	中度	68.00	84.62	76.47
	重度	52.63	83.78	68.00
健康（含医疗和照护）支出占家庭总支出的比例	≤15%	33.10	83.69	68.28
	15%—40%	38.11	86.92	63.29
	>40%	41.03	89.37	60.32
因健康发生收入损失	是	44.23	77.97	62.17
	否	38.68	88.71	70.31
应住院而未住院	是	52.94	83.33	69.74
	否	38.45	86.85	62.89
家庭年住院人次数	1 次及以下	34.99	85.76	60.57
	2 次及以上	48.52	88.81	69.24

续表

描述变量		中部样本	西部样本	总样本
家庭慢性病患者年人均住院天数	≤5 天	36.49	86.07	65.93
	5—10 天	36.14	92.73	58.70
	>10 天	43.41	87.42	57.61
家庭人均收入相对贫困线水平	≤1	45.80	91.93	72.97
	1—1.5	40.54	84.16	61.32
	1.5—2	31.82	89.29	54.17
	>2	29.67	65.33	42.32
家庭有效劳动力占比	不足 1/3	37.44	93.81	65.36
	1/3—2/3	42.65	77.67	61.31
	2/3 以上	36.59	53.85	45.00
家庭基本医保类型	城乡居民医保	39.61	87.12	64.31
	城镇职工	20.69	33.33	22.86
	其他	39.13	0.00	37.50
最近医疗服务机构距离	≤10 分钟	34.31	84.52	58.98
	10—20 分钟	39.27	86.31	63.91
	20—30 分钟	47.20	89.23	68.63
	>30 分钟	41.23	88.79	65.22
失能照护方式	无失能	35.62	87.63	69.42
	居家照护	43.50	77.61	48.39
	机构照护及其他	34.04	57.14	37.04
慢性病诊疗机构级别	基层	41.62	87.37	59.15
	县级	26.13	86.44	67.15
	县级以上及其他	28.00	85.59	75.52

如表 3 - 11 所示，就中西部比较而言，总体上西部样本的健康贫困脆弱性发生率高于中部样本。就总样本而言，分解到风险指标里的各个风险因素，可以看出：患多种慢性病的家庭成员数在 3 人以上、

失能家庭成员数 3 人以上的家庭健康贫困脆弱性的发生率较高，这说明健康冲击广度越严重的家庭，健康贫困脆弱性发生率就越高。慢性病患病性质为常见慢性病、失能等级为中度、重度的家庭健康贫困脆弱性发生率较高，这说明健康冲击深度越严重的家庭更易出现健康贫困脆弱性。然而健康（含医疗和照护）支出占家庭总支出比例较低、未因健康发生收入损失的家庭健康贫困脆弱性发生率略高。存在应住院而未住院、家庭年住院人次数大于 2 次、慢病患者年平均住院天数小于 5 天的家庭发生健康贫困脆弱性的概率更高，这说明应对主动性越低、应对强度越高的家庭更易发生健康贫困脆弱性。人均收入相对贫困线水平越低、家庭有效劳动力占比越低的家庭健康贫困脆弱性的发生率越高，这说明家庭资产可承受力与健康贫困脆弱性发生率呈负向关系。医保类型为城乡居民基本医保的家庭健康贫困脆弱性发生率最高，而参与城镇职工基本医保的健康贫困脆弱性发生率最低，这说明家庭健康保障状况越好，其发生健康贫困脆弱性的可能性越低。最近医疗服务机构距离在 20 分钟以上、失能照护方式为居家照护、慢性病诊疗机构为县级以上的家庭更易发生健康贫困脆弱性，意味着健康服务可及性、健康服务可获得性与健康贫困脆弱性发生率之间呈现负向关系。综上所述，本书所构建的健康贫困脆弱性风险指标里的各个指标，分别从不同侧面作用于家庭健康贫困脆弱性发生率，成为后文进行农村家庭健康贫困脆弱性的风险因素分解、风险特征以及贡献度分析的依据。

（三）脆弱性的风险因素分解

在博弈论中，每个局中人在合作博弈中的地位是不同的，需要分解出各自的贡献度和作用大小。所谓分解，就是将各个风险因素的整体贡献划分到每个因素，即从整体到局部的过程。同样，本书确定的健康贫困脆弱性风险识别指标中的每个指标，对家庭健康贫困脆弱性的作用大小也是不一致的，因此我们需要对家庭健康贫困脆弱性的风险因素进行分解，以考察三个一级维度、七个二级维度下的 15 个终末指标各自对因变量的影响和贡献度。

参考相关文献①，本书采用夏普里分解方法分解各个维度的因素对健康贫困脆弱性的贡献度。夏普里值（Shapley Value）的概念来自博弈论，是合作博弈中的核心概念。基于回归的夏普里值分解方法由 Shorrocks（2013）② 提出，运用夏普里值基于回归方程对指标进行分解的方法，不仅可以考察因变量主要由哪些因素决定，还可以量化这些因素对因变量的贡献。与传统的分解方法相比，夏普里分解方法有两个主要优点：一是分解结果没有残差，分配给每个解释变量的影响之和等于观察到的被分解变量的变化；二是分解方法适用于任何模型、任何函数形式、任何指标的分解，在分解时可以使用任意数量与类型的因素和交互作用项甚至代理变量。③

笔者首先对所有变量进行健康贫困脆弱性指数的线性回归，考虑到基于回归的夏普里分解的计算时间，在很大程度上受到解释变量的数量影响，在解释变量较多时（例如超过 10 个）很难计算出分解结果。④ 因此，本书在健康贫困脆弱性风险识别指标的框架下，仅选取了线性回归中有显著意义的变量进入最终的夏普里值分解。如表 3 - 12 所示，最终研究纳入了家庭成员失能等级、家庭基本医保类型、家庭年住院人次数、家庭成员慢性病性质、因健康发生收入损失、慢性病诊疗机构级别、失能照护方式、家庭有效劳动力占比、家庭人均收入相对贫困线水平、健康（含医疗和照护）支出占家庭总支出的比例进行夏普里分解。

---

① 赵广川等：《"环境"还是"努力"？——医疗服务利用不平等的夏普里值分解》，《经济学报》2015 年第 3 期。

② Shorrocks and Anthony, "Decomposition Procedures for Distributional Analysis: A Unified Framework Based on the Shapley Value", *Journal of Economic Inequality*, 2013.

③ 董丽霞：《中国的收入机会不平等——基于 2013 年中国家庭收入调查数据的研究》，《劳动经济研究》2018 年第 1 期。

④ 肖若石等：《人口特征因素在多大程度上影响了我国城镇收入差距——基于微观样本的夏普里分解》，《现代管理科学》2016 年第 1 期。

表 3 – 12　　　　　　健康贫困脆弱性指数的线性回归结果

变量	β	标准误	t	P
家庭成员失能等级	0.0141908	0.0071979	1.97	0.049
家庭基本医保类型	− 0.0774338	0.0204215	− 3.79	0.000
家庭年住院人次数	0.0555314	0.0120609	4.60	0.000
家庭成员慢性病性质	− 0.0288876	0.0127229	− 2.27	0.023
因健康发生收入损失	0.0336021	0.0163894	2.05	0.040
慢性病诊疗机构级别	0.0341938	0.0071709	4.77	0.000
失能照护方式	− 0.0834103	0.0104197	− 8.01	0.000
家庭有效劳动力占比	− 0.0367063	0.0094485	− 3.88	0.000
家庭人均收入相对贫困线水平	− 0.0614113	0.004301	− 14.28	0.000
健康（含医疗和照护）支出占家庭总支出的比例	− 0.0256913	0.006753	− 3.80	0.000
常数	0.8749205	0.0369574	23.67	0.000

　　基于上述回归模型的 R^2，本书对农村家庭的健康贫困脆弱性指数进行夏普里分解，具体的夏普里值及百分比如表 3 – 13 所示。

表 3 – 13　　健康贫困脆弱性指数基于回归模型的夏普里值分解

变量	夏普里值	占比（%）
家庭人均收入相对贫困线水平	0.10047	49.17
失能照护方式	0.04003	19.59
慢性病诊疗机构级别	0.01557	7.62
家庭基本医保类型	0.01522	7.45
家庭有效劳动力占比	0.01015	4.97
家庭年住院人次数	0.00842	4.12
家庭成员慢性病性质	0.00675	3.30
健康（含医疗和照护）支出占家庭总支出的比例	0.00404	1.98
因健康发生收入损失	0.00261	1.28

续表

变量	夏普里值	占比（%）
家庭成员失能等级	0.00106	0.52
总体	0.20433	100.00

表 3-13 数据表明，家庭人均收入相对贫困线水平是贡献度最高的变量，高达 49.17%，说明家庭的存量资产是应对健康风险冲击最有效的途径，其贡献度几乎占到了一半。其次为失能照护方式，其贡献度为 19.59%，表明失能成员给家庭带来的照护负担不容忽视，若无法通过社区健康支持体系进行有效缓解，将明显增大此类家庭陷入健康贫困的概率。其余变量的贡献度较小，均在 10% 以下，总计 31.24%，这意味着这些单个变量对农村老年家庭健康贫困脆弱性影响相对较小，但从整体而言仍然是不可忽略的风险因素。

在上述分解的基础上，继续对各个变量进行分组分解，分组依据为前文所构建的健康贫困脆弱性风险识别指标；将同一维度下的指标分在同一组别，以考察各个维度对健康贫困脆弱性的整体贡献度。具体地，将家庭成员失能等级、家庭成员慢性病性质、健康（含医疗和照护）支出占家庭总支出的比例和因健康发生收入损失划分为第一组，即健康冲击维度；将家庭年住院人次数、家庭人均收入相对贫困线水平、家庭有效劳动力占比和家庭基本医保类型划分为第二组，即家庭应对能力维度；再将失能照护方式和慢性病诊疗机构级别两个指标划分为第三组，即社区健康支持体系维度，结果如表 3-14 所示。

表 3-14　健康贫困脆弱性指数基于回归模型的夏普里值分组分解

变量	夏普里值	占比（%）
健康冲击维度	0.01526	7.47
家庭应对能力维度	0.13321	65.19
社区健康支持体系维度	0.05587	27.34
总体	0.20433	100.00

表 3－14 数据表明，家庭应对能力维度对农村家庭健康贫困脆弱性的贡献度最高，达到 65.19%，再次印证了家庭的应对能力（包括家庭应对行为、家庭资产可承受力、家庭健康保障状况）是规避健康贫困风险最根本、最有效的途径。健康风险冲击是相对随机、变动的，而家庭的应对能力是相对恒定、稳固的，任何家庭都有可能遭受到健康风险的冲击，只有家庭的应对能力足够稳固强大才能最大限度上抵御风险冲击，减少因病致贫返贫的可能性；其次为社区健康支持体系维度，达到 27.34%，表明除了家庭自身的应对能力之外，社区的正式社会支持也是必不可少的，健全的社区健康支持体系有助于减轻家庭健康相关经济负担，降低其陷入健康贫困的概率；贡献度最小的维度是健康冲击维度，占比 7.47%，提示健康冲击并不是引致家庭陷入健康贫困的决定性因素，其更多为诱发因素，若家庭应对能力和社区健康支持体系能够承托住健康冲击，便能规避健康贫困的风险，而且健康冲击在很大程度上是非人为可控的因素，所以健康贫困脆弱性治理策略的设计与制定应以两方面关键、可控的因素为重点，即家庭应对能力的提升以及社区健康支持体系的建设与强化。

二　不同健康贫困及脆弱性类型的风险特征

依据前文划分的健康贫困脆弱性四个类型，本书拟进一步描述和比较各风险因素下四个类型的频数和构成比，如表 3－15 所示。

表 3－15　　　　不同健康贫困及脆弱性类型风险特征　　　（单位：户，%）

描述变量		持续贫困	暂时贫困	潜在贫困	规避贫困
患多种慢性病的家庭成员数	≤1 人	401（82.00）	233（77.41）	574（84.29）	303（79.53）
	2 人	82（16.77）	67（22.26）	95（13.95）	74（19.42）
	3 人及以上	6（1.23）	1（0.33）	12（1.76）	4（1.05）

续表

描述变量		持续贫困	暂时贫困	潜在贫困	规避贫困
失能家庭成员数	≤1 人	446（91.21）	271（90.03）	644（94.57）	359（94.23）
	2 人	39（7.98）	29（9.63）	35（5.14）	22（5.77）
	3 人及以上	4（0.82）	1（0.33）	2（0.29）	0（0.00）
家庭成员慢性病性质	常见慢性病	368（75.26）	209（69.44）	555（81.50）	281（73.75）
	重大慢性病	121（24.74）	92（30.56）	126（18.50）	100（26.25）
家庭成员失能等级	无	287（58.69）	177（58.80）	477（70.04）	270（70.87）
	轻度	160（32.72）	106（35.22）	156（22.91）	93（24.41）
	中度	17（3.48）	5（1.66）	22（3.23）	7（1.84）
	重度	25（5.11）	13（4.32）	26（3.82）	11（2.89）
健康（含医疗和照护）支出占家庭总支出的比例	≤15%	131（26.79）	57（18.94）	194（28.49）	94（24.67）
	15%—40%	127（25.97）	78（25.91）	192（28.19）	107（28.08）
	>40%	231（47.24）	166（55.15）	295（43.32）	180（47.24）
因健康发生收入损失	是	76（15.54）	31（10.30）	85（12.48）	37（9.71）
	否	413（84.46）	270（89.70）	596（87.52）	344（90.29）
应住院而未住院	是	24（4.91）	11（3.65）	29（4.26）	12（3.15）
	否	465（95.09）	290（96.35）	652（95.74）	369（96.85）
家庭年住院人次数	1 次及以下	329（67.28）	212（70.43）	456（66.96）	299（78.48）
	2 次及以上	160（32.72）	89（29.57）	225（33.04）	82（21.52）
家庭慢性病患者年人均住院天数	≤5 天	329（67.28）	169（56.15）	476（69.90）	247（64.83）
	5—10 天	37（7.57）	26（8.64）	44（6.46）	31（8.14）
	>10 天	123（25.15）	106（35.22）	161（23.64）	103（27.03）
家庭人均收入相对贫困线水平	≤1	334（68.30）	150（49.83）	449（65.93）	140（36.75）
	1—1.5	56（11.45）	37（12.29）	74（10.87）	45（11.81）
	1.5—2	32（6.54）	32（10.63）	46（6.75）	34（8.92）
	>2	67（13.70）	82（27.24）	112（16.45）	162（42.52）
家庭有效劳动力占比	不足1/3	297（60.74）	157（52.16）	471（69.16）	250（65.62）
	1/3—2/3	175（35.79）	123（40.86）	191（28.05）	108（28.35）
	2/3 以上	17（3.48）	21（6.98）	19（2.79）	23（6.04）

描述变量		持续贫困	暂时贫困	潜在贫困	规避贫困
家庭基本医保类型	城乡居民医保	484（98.98）	296（98.34）	669（98.24）	344（90.29）
	城镇职工	1（0.20）	2（0.66）	7（1.03）	25（6.56）
	其他	4（0.82）	3（1.00）	5（0.73）	12（3.15）
最近医疗服务机构距离	≤10分钟	129（26.54）	107（35.67）	265（39.14）	167（43.95）
	10—20分钟	117（24.07）	77（25.67）	177（26.14）	89（23.42）
	20—30分钟	85（17.49）	40（13.33）	90（13.29）	40（10.53）
	>30分钟	155（31.89）	76（25.33）	145（21.42）	84（22.11）
失能照护方式	无失能	362（74.03）	170（56.48）	562（82.53）	237（62.20）
	居家照护	118（24.13）	116（38.54）	108（15.86）	125（32.81）
	机构照护及其他	9（1.84）	15（4.98）	11（1.62）	19（4.99）
慢性病诊疗机构级别	基层	313（64.01）	230（76.41）	408（59.91）	268（70.34）
	县级	79（16.16）	44（14.62）	154（22.61）	70（18.37）
	县级以上及其他	97（19.84）	27（8.97）	119（17.47）	43（11.29）

表3-15数据表明，总体而言，四种类型的健康贫困脆弱性在各个风险因素的构成比分布趋势上相似，但也存在一些差异，下面将以规避贫困组为参照，分别比较持续贫困、潜在贫困、暂时贫困三个类型家庭的风险因素特征。

与规避贫困的家庭相较而言，持续贫困的患多种慢性病的家庭成员数较少、失能家庭成员数较多、慢性病性质多为常见慢性病、失能等级较严重、健康（含医疗和照护）支出占家庭总支出的比例较低、因健康发生收入损失较多、应住院而未住院比例较大、家庭年住院人次数较多、慢性病患者年人均住院天数较少、家庭人均收入相对贫困线水平较低、家庭有效劳动力占比较低、家庭基本医保类型中城乡居民医保占比更高、最近医疗服务机构距离较远、失能照护方式为居家照护的比例较低、慢性病诊疗机构等级较高。

与规避贫困的家庭相较而言，暂时贫困的患多种慢性病的家庭成员数较多、失能家庭成员数较多、慢性病性质为重大慢性病的比例更高、失能等级较严重、健康（含医疗和照护）支出占家庭总支出的比例较高、因健康发生收入损失较多、应住院而未住院比例较大、家庭年住院人次数较多、慢性病患者年人均住院天数较多、家庭人均收入相对贫困线水平较低、家庭有效劳动力占比较高、家庭基本医保类型中城乡居民医保占比更高、最近医疗服务机构距离较远、失能照护方式为居家照护的比例较高、慢性病诊疗机构等级较低。

与规避贫困的家庭相较而言，潜在贫困的患多种慢性病的家庭成员数较少、失能家庭成员数较小、慢性病性质为常见慢性病的比例更高、失能等级较严重、健康（含医疗和照护）支出占家庭总支出的比例较低、因健康发生收入损失较多、应住院而未住院比例较大、家庭年住院人次数较多、慢性病患者年人均住院天数较少、家庭人均收入相对贫困线水平较低、家庭有效劳动力占比较低、家庭基本医保类型中城乡居民医保占比更高、最近医疗服务机构距离较远、失能照护方式为居家照护的比例较低、慢性病诊疗机构等级较高。

三 不同健康贫困及脆弱性类型的风险贡献度

以健康贫困脆弱性的四个分型作为因变量，将风险指标中的各个变量作为自变量，以规避贫困为对照组，对健康贫困脆弱性类型做多元无序 logistic 回归，结果如表 3–16、表 3–17、表 3–18 所示。

表 3–16　健康贫困脆弱性风险的分类回归（持续贫困 VS 规避贫困）

自变量		B	Waldχ²	P	OR（95% CI）
截距		15. 870	102. 387	0. 000	
患多种慢性病的家庭成员数	≤1 人	−0. 295	0. 173	0. 678	0. 744 （0. 185, 2. 997）
	2 人	−0. 549	0. 571	0. 450	0. 578 （0. 139, 2. 398）
	3 人及以上	0	.	.	.

续表

自变量		B	Waldχ²	P	OR (95% CI)
失能家庭成员数	≤1 人	−16.752	284.153	0.000	5.303E−8 (7.562E−9, 3.719E−7)
	2 人	−16.797	301.116	0.000	5.072E−8 (7.608E−9, 3.382E−7)
	3 人及以上	0	.	.	.
家庭成员慢性病性质	常见慢性病	−0.071	0.160	0.689	0.931 (0.657, 1.320)
	重大慢性病	0	.	.	.
家庭成员失能等级	无	−0.590	2.146	0.143	0.554 (0.252, 1.221)
	轻度	−0.007	0.000	0.987	0.993 (0.439, 2.245)
	中度	0.342	0.307	0.579	1.408 (0.420, 4.718)
	重度	0	.	.	.
健康（含医疗和照护）支出占家庭总支出的比例	≤15%	0.509	6.817	0.009	1.663 (1.135, 2.437)
	15%—40%	0.195	1.138	0.286	1.215 (0.850, 1.737)
	>40%	0	.	.	.
因健康发生收入损失	是	−0.310	1.720	0.190	0.734 (0.462, 1.165)
	否	0	.	.	.
应住院而未住院	是	−0.434	1.203	0.273	0.648 (0.298, 1.408)
	否	0	.	.	.
家庭年住院人次数	1 次及以下	−0.701	15.189	0.000	0.496 (0.349, 0.706)
	2 次及以上	0	.	.	.
家庭慢性病患者年人均住院天数	≤5 天	−0.163	0.793	0.373	0.849 (0.593, 1.217)
	5—10 天	−0.056	0.034	0.855	0.946 (0.519, 1.722)
	>10 天	0	.	.	.
家庭人均收入相对贫困线水平	≤1	1.664	76.293	0.000	5.279 (3.634, 7.668)
	1—1.5	1.089	17.532	0.000	2.970 (1.784, 4.944)
	1.5—2	0.769	6.638	0.010	2.158 (1.202, 3.873)
	>2	0	.	.	.
家庭有效劳动力占比	不足1/3	0.337	0.868	0.352	1.401 (0.689, 2.849)
	1/3—2/3	0.728	3.816	0.051	2.071 (0.998, 4.301)
	2/3 以上	0	.	.	.

自变量		B	Waldχ²	P	OR（95% CI）
家庭基本医保类型	城乡居民医保	0.975	2.406	0.121	2.651（0.773，9.090）
	城镇职工	-1.434	1.407	0.236	0.238（0.022，2.549）
	其他	0	·	·	·
最近医疗服务机构距离	≤10 分钟	-0.646	11.305	0.001	0.524（0.360，0.764）
	10—20 分钟	-0.298	2.051	0.152	0.742（0.493，1.116）
	20—30 分钟	0.039	0.024	0.878	1.039（0.635，1.700）
	>30 分钟	0	·	·	·
失能照护方式	无失能	1.445	10.209	0.001	4.240（1.748，10.287）
	居家照护	1.055	5.284	0.022	2.872（1.168，7.063）
	机构照护及其他	0	·	·	·
慢性病诊疗机构级别	基层	-0.482	4.842	0.028	0.617（0.402，0.949）
	县级	-0.534	4.081	0.043	0.586（0.349，0.984）
	县级以上及其他	0	·	·	·

从上表可知，Logit（π 持续贫困/π 规避贫困）= 15.870 - 0.295 * （患多种慢性病的家庭成员数 ≤1 人）- 0.549 * （患多种慢性病的家庭成员数 = 2 人）- 16.752（失能家庭成员数 ≤1 人）- 16.797 * （失能家庭成员数 = 2 人）- 0.071 * （家庭成员慢性病性质 = 常见慢性病）- 0.590 * （家庭成员失能等级 = 无）- 0.007 * （家庭成员失能等级 = 轻度）+ 0.342 * （家庭成员失能等级 = 中度）+ 0.509 * ［健康（含医疗和照护）支出占家庭总支出的比例 ≤15%］+ 0.195 * ［健康（含医疗和照护）支出占家庭总支出的比例 = 15%—40%］- 0.310 * （因健康发生收入损失 = 是）- 0.434 * （应住院而未住院 = 是）- 0.701 * （家庭年住院人次数 ≤1 次）- 0.163 * （家庭慢性病患者年人均住院天数 ≤5

天）－0.056 *（家庭慢性病患者年人均住院天数＝5—10 天）＋
1.664 *（家庭人均收入相对贫困线水平≤1）＋1.089 *（家庭人均收
入相对贫困线水平＝1—1.5）＋0.769 *（家庭人均收入相对贫困线水
平＝1.5—2）＋0.337 *（家庭有效劳动力占比≤1/3）＋0.728 *（家
庭有效劳动力占比＝1/3—2/3）＋0.975 *（家庭基本医保类型＝城乡
居民医保）－1.434 *（家庭基本医保类型＝城镇职工）－0.646 *
（最近医疗服务机构距离≤10 分钟）－0.298 *（最近医疗服务机构
距离＝10—20 分钟）＋0.039 *（最近医疗服务机构距离＝20—30
分钟）＋1.445 *（失能照护方式＝无失能）＋1.055 *（失能照护
方式＝居家照护）－0.482 *（慢性病诊疗机构级别＝基层）－
0.534 *（慢性病诊疗机构级别＝县级）。

表 3 -17　**健康贫困脆弱性风险的分类回归（暂时贫困 VS 规避贫困）**

自变量		B	Waldχ²	P	OR（95% CI）
截距		12.863	38.632	0.000	
患多种慢性病的家庭成员数	≤1 人	1.520	1.769	0.184	4.571（0.487, 42.925）
	2 人	1.561	1.835	0.176	4.763（0.498, 45.570）
	3 人及以上	0	.	.	.
失能家庭成员数	≤1 人	-15.500	126.341	0.000	1.856E-7（1.244E-8, 2.769E-6）
	2 人	-15.397	127.171	0.000	2.056E-7（1.416E-8, 2.988E-6）
	3 人及以上	0			
家庭成员慢性病性质	常见慢性病	-0.081	0.187	0.665	0.922（0.639, 1.331）
	重大慢性病	0			
家庭成员失能等级	无	-0.323	0.530	0.467	0.724（0.303, 1.729）
	轻度	0.139	0.092	0.762	1.149（0.469, 2.815）
	中度	-0.388	0.277	0.599	0.679（0.160, 2.875）
	重度	0			

续表

自变量		B	Waldχ²	P	OR（95% CI）
健康（含医疗和照护）支出占家庭总支出的比例	≤15%	-0.176	0.635	0.426	0.838（0.543, 1.293）
	15%—40%	-0.122	0.384	0.535	0.885（0.602, 1.302）
	>40%	0	.	.	.
因健康发生收入损失	是	0.136	0.250	0.617	1.146（0.671, 1.957）
	否	0	.	.	.
应住院而未住院	是	-0.165	0.139	0.709	0.848（0.356, 2.016）
	否	0	.	.	.
家庭年住院人次数	1 次及以下	-0.353	3.231	0.072	0.703（0.479, 1.032）
	2 次及以上	0	.	.	.
家庭慢性病患者年人均住院天数	≤5 天	-0.299	2.393	0.122	0.742（0.508, 1.083）
	5—10 天	-0.086	0.072	0.788	0.918（0.490, 1.717）
	>10 天	0	.	.	.
家庭人均收入相对贫困线水平	≤1	0.637	11.008	0.001	1.890（1.298, 2.753）
	1—1.5	0.396	2.146	0.143	1.485（0.875, 2.522）
	1.5—2	0.539	3.399	0.065	1.715（0.967, 3.043）
	>2	0	.	.	.
家庭有效劳动力占比	不足 1/3	-0.424	1.539	0.215	0.655（0.335, 1.279）
	1/3—2/3	0.295	0.707	0.400	1.343（0.675, 2.670）
	2/3 以上	0	.	.	.
家庭基本医保类型	城乡居民医保	1.239	3.405	0.065	3.453（0.926, 12.878）
	城镇职工	-0.905	0.810	0.368	0.405（0.056, 2.903）
	其他	0	.	.	.
最近医疗服务机构距离	≤10 分钟	-0.278	1.766	0.184	0.757（0.502, 1.141）
	10—20 分钟	-0.112	0.237	0.626	0.894（0.569, 1.404）
	20—30 分钟	0.028	0.009	0.922	1.028（0.589, 1.794）
	>30 分钟	0	.	.	.

续表

自变量		B	Waldχ²	P	OR（95%CI）
失能照护方式	无失能	0.164	0.178	0.674	1.178（0.550，2.524）
	居家照护	0.278	0.506	0.477	1.321（0.613，2.845）
	机构照护及其他	0	.	.	.
慢性病诊疗机构级别	基层	0.279	1.061	0.303	1.322（0.777，2.250）
	县级	0.050	0.025	0.875	1.052（0.560，1.975）
	县级以上及其他	0	.	.	.

从上表可知，Logit（π暂时贫困/π规避贫困）＝12.863＋1.520＊（患多种慢性病的家庭成员数≤1人）＋1.561＊（患多种慢性病的家庭成员数＝2人）－15.500（失能家庭成员数≤1人）－15.397＊（失能家庭成员数＝2人）－0.081＊（家庭成员慢性病性质＝常见慢性病）－0.323＊（家庭成员失能等级＝无）＋0.139＊（家庭成员失能等级＝轻度）－0.388＊（家庭成员失能等级＝中度）－0.176＊［健康（含医疗和照护）支出占家庭总支出的比例≤15%］－0.122＊［健康（含医疗和照护）支出占家庭总支出的比例＝15%—40%］＋0.136＊（因健康发生收入损失＝是）－0.165＊（应住院而未住院＝是）－0.353＊（家庭年住院人次数≤1次）－0.299＊（家庭慢性病患者年人均住院天数≤5天）－0.086＊（家庭慢性病患者年人均住院天数＝5—10天）＋0.637＊（家庭人均收入相对贫困线水平≤1）＋0.396＊（家庭人均收入相对贫困线水平＝1—1.5）＋0.539＊（家庭人均收入相对贫困线水平＝1.5—2）－0.424＊（家庭有效劳动力占比≤1/3）＋0.295＊（家庭有效劳动力占比＝1/3—2/3）＋1.239＊（家庭基本医保类型＝城乡居民医保）－0.905＊（家庭基本医保类型＝城镇职工）－0.278＊（最近医疗服务机构距离≤10分钟）－0.112＊（最近医疗服务机构距

离 = 10—20 分钟）＋0.028 ＊（最近医疗服务机构距离 = 20—30 分钟）＋0.164 ＊（失能照护方式 = 无失能）＋0.278 ＊（失能照护方式 = 居家照护）＋0.279 ＊（慢性病诊疗机构级别 = 基层）＋0.050 ＊（慢性病诊疗机构级别 = 县级）。

表 3 - 18　健康贫困脆弱性风险的分类回归（潜在贫困 VS 规避贫困）

自变量		B	Waldχ²	P	OR（95% CI）
截距		15.278	168.434	0.000	
患多种慢性病的家庭成员数	≤1 人	-0.913	2.079	0.149	0.401（0.116, 1.388）
	2 人	-1.289	3.934	0.047	0.275（0.077, 0.985）
	3 人及以上	0	.	.	.
失能家庭成员数	≤1 人	-16.110	2420.105	0.000	1.008E-7（5.307E-8, 1.916E-7）
	2 人	-16.210	.	.	9.121E-8（9.121E-8, 9.121E-8）
	3 人及以上	0	.	.	.
家庭成员慢性病性质	常见慢性病	0.160	0.878	0.349	1.174（0.839, 1.643）
	重大慢性病	0	.	.	.
家庭成员失能等级	无	-0.313	0.624	0.429	0.731（0.336, 1.590）
	轻度	-0.192	0.218	0.641	0.825（0.368, 1.590）
	中度	0.517	0.733	0.392	1.677（0.514, 5.477）
	重度	0	.	.	.
健康（含医疗和照护）支出占家庭总支出的比例	≤15%	0.555	9.242	0.002	1.743（1.218, 2.493）
	15%—40%	0.294	2.992	0.084	1.342（0.962, 1.874）
	>40%	0	.	.	.
因健康发生收入损失	是	-0.039	0.029	0.866	0.962（0.614, 1.508）
	否	0	.	.	.
应住院而未住院	是	-0.494	1.668	0.196	0.610（0.288, 1.291）
	否	0	.	.	.
家庭年住院人次数	1 次及以下	-0.801	22.223	0.000	0.449（0.322, 0.626）
	2 次及以上	0	.	.	.

自变量		B	Waldχ²	P	OR （95% CI）
家庭慢性病患者年人均住院天数	≤5 天	-0.195	1.292	0.256	0.823 （0.587，1.152）
	5—10 天	-0.276	0.893	0.345	0.759 （0.428，1.345）
	>10 天	0	.	.	.
家庭人均收入相对贫困线水平	≤1	1.496	76.064	0.000	4.462 （3.188，6.245）
	1—1.5	0.913	14.574	0.000	2.492 （1.559，3.982）
	1.5—2	0.600	4.966	0.026	1.823 （1.075，3.091）
	>2	0	.	.	.
家庭有效劳动力占比	不足 1/3	0.712	4.215	0.040	2.039 （1.033，4.024）
	1/3—2/3	0.753	4.381	0.036	2.123 （1.049，4.295）
	2/3 以上	0	.	.	.
家庭基本医保类型	城乡居民医保	0.810	2.044	0.153	2.249 （0.740，6.833）
	城镇职工	-0.030	0.002	0.967	0.971 （0.236，3.991）
	其他	0	.	.	.
最近医疗服务机构距离	≤10 分钟	0.135	0.545	0.460	1.144 （0.800，1.637）
	10—20 分钟	0.206	1.043	0.307	1.229 （0.827，1.826）
	20—30 分钟	0.222	0.790	0.374	1.248 （0.766，2.035）
	>30 分钟	0	.	.	.
失能照护方式	无失能	1.545	13.978	0.000	4.689
	居家照护	0.683	2.605	0.107	1.980
	机构照护及其他	0	.	.	.
慢性病诊疗机构级别	基层	-0.428	4.156	0.041	0.652
	县级	-0.104	0.179	0.673	0.901
	县级以上及其他	0	.	.	.

从上表可知，Logit （π 潜在贫困/π 规避贫困） = 15.278 - 0.913 * （患多种慢性病的家庭成员数≤1 人） -1.289 * （患多种慢

性病的家庭成员数 = 2 人) - 16.110 (失能家庭成员数 ≤ 1 人) - 16.210 * (失能家庭成员数 = 2 人) + 0.160 * (家庭成员慢性病性质 = 常见慢性病) - 0.313 * (家庭成员失能等级 = 无) - 0.192 * (家庭成员失能等级 = 轻度) + 0.157 * (家庭成员失能等级 = 中度) + 0.555 * [健康 (含医疗和照护) 支出占家庭总支出的比例 ≤ 15%] + 0.294 * [健康 (含医疗和照护) 支出占家庭总支出的比例 = 15%— 40%] - 0.039 * (因健康发生收入损失 = 是) - 0.494 * (应住院而未住院 = 是) - 0.801 * (家庭年住院人次数 ≤ 1 次) - 0.195 * (家庭慢性病患者年人均住院天数 ≤ 5 天) - 0.276 * (家庭慢性病患者年人均住院天数 = 5—10 天) + 1.496 * (家庭人均收入相对贫困线水平 ≤ 1) + 0.193 * (家庭人均收入相对贫困线水平 = 1—1.5) + 0.600 * (家庭人均收入相对贫困线水平 = 1.5—2) + 0.712 * (家庭有效劳动力占比 ≤ 1/3) + 0.753 * (家庭有效劳动力占比 = 1/3—2/3) + 0.810 * (家庭基本医保类型 = 城乡居民医保) - 0.030 * (家庭基本医保类型 = 城镇职工) + 0.135 * (最近医疗服务机构距离 ≤ 10 分钟) + 0.206 * (最近医疗服务机构距离 = 10—20 分钟) + 0.222 * (最近医疗服务机构距离 = 20—30 分钟) + 1.545 * (失能照护方式 = 无失能) + 0.683 * (失能照护方式 = 居家照护) - 0.428 * (慢性病诊疗机构级别 = 基层) - 0.104 * (慢性病诊疗机构级别 = 县级)。

利用上述回归分析结果得到的 3 个函数可以对健康贫困脆弱性进行判断和识别,将家庭资料整理后分别代入这 3 个函数方程式,判别 Logit 值或者 P 值最大值对应的类型即为家庭的健康贫困脆弱性状态。例如某家庭患多种慢性病的成员数为 1 人,失能家庭成员数为 1 人,家庭成员慢性病性质为常见慢性病,家庭成员失能等级为轻度,健康 (含医疗和照护) 支出占家庭总支出的比例 ≤ 15%,因健康发生了收入损失,存在应住院而未住院情况,家庭年住院人次数 ≤ 1 次,家庭慢性病患者年人均住院天数为 5 天及以下,家庭人均收入相对贫困线水平为 ≤ 1,家庭有效劳动力占比为 1/3—2/3,家庭基本医保类型为城乡居民医保,最近医疗服务机构距离小于 10 分钟,失能照护方式为机构照护及其他，慢性病诊疗机构级别为基层。分别带入上式可得，Logit（π 持续贫困/π 规避贫困）= −0.754，Logit（π 暂时贫困/π 规避贫困）= −1.266，Logit（π 潜在贫困/π 规避贫困）= −0.895，再根据下列公式：

$$P = \frac{e^{(\beta_0 + \beta_1 * X_1 + \beta_2 * X_2 + \cdots + \beta_n * X_n)}}{1 + e^{(\beta_0 + \beta_1 * X_1 + \beta_2 * X_2 + \cdots + \beta_n * X_n)}}$$

可以计算出该家庭陷入各健康贫困脆弱类型的概率分别为：P（持续贫困）=0.32，P（暂时贫困）=0.22，P（潜在贫困）=0.29，P（规避贫困）=1−P（持续贫困）−P（暂时贫困）−P（潜在贫困）=1−0.32−0.22−0.29=0.17。可见，P（持续贫困）> P（潜在贫困）> P（暂时贫困）> P（规避贫困），所以该家庭陷入持续贫困的概率最大，即未来可能处于既贫困又脆弱的状态，应作为健康贫困脆弱性治理的重点关注对象。

上述作为样例的家庭具有的显著特征在于其健康冲击维度的状况是较为良性的，即受健康冲击的广度和深度均不会太严重，但是其家庭应对能力是明显较差的，尤其是夏普里分解中贡献度最大的变量家庭人均收入相对贫困线水平≤1，说明家庭人均收入低于贫困线标准，且有效劳动力占比较低、参保类型为保障力度不高的城乡居民基本医保，家庭应对健康冲击的能力明显不足。此外，该家庭在社区健康支持体系维度的情况也较好，基层健康服务的可及性和可获得性均不错。最终，经过上述函数判定此家庭的健康贫困脆弱性类型为持续贫困，再一次印证了家庭应对能力维度在农村家庭健康贫困脆弱性中的决定性作用，即使某个家庭健康冲击维度和社区健康支持体系维度方面的风险很小，但若其应对能力严重不足也很难抵御健康风险的冲击，从而易于发生健康贫困（脆弱）。

此次判断识别的结果与本书的研究的理论假设基本相符。健康冲击属于一种不可控的、随机性强的风险因素，往往是个人无法预测和控制的，其并非影响家庭健康贫困脆弱性的关键因素。而社区的健康支持体系属于较为宏观的大环境，受到政策、地区经济发展水平等因素的影响，也不是家庭或个人可以左右的因素。然而，家庭的应对能力（包括家庭应对行为、家庭资产可承受力、家庭健康保障状况）则是相对可控的，在很大程度上受到家庭成员主观能动性的影响，通过努力劳作、重视教育、提高劳动技能等途径可以在很大程度上增强家庭的创收能力。并且考虑到同一地区居民享有的健康支持体系相同，而家庭间的健康冲击差异较小且随机性强，则家庭应对风险的能力便成为关键因素，是家庭抵御健康风险冲击、避免陷入健康贫困最强有力也是最可靠稳定的"靠山"和"武器"。因此，农村老年人家庭健康贫困脆弱性治理方案的设计应以提升家庭应对能力为重点，并从宏观政策层面着手，不断推进农村地区健康支持体系的建设与强化。

本书通过实证分析构建多元回归函数的目的和意义主要体现在以下三个方面：首先，通过一些显性的数据测算出家庭的健康贫困脆弱性大小，从而计算出在未来一段时间内该家庭陷入各类型健康贫困脆弱性的概率，通过比较概率大小评估其健康贫困脆弱性类型，并预测未来可能面临的致贫风险，从而对农村老年人家庭进行分类型的精准管理和帮扶，达到分类施策、动态管理的目标。其次，本书是基于完整的风险识别指标进行测算的，即从健康冲击、家庭应对能力、社区健康支持体系三个维度出发，构建了一个涵盖7个二级维度、13个三级维度，并最终体现为15个终末指标，多方面、多维度构建了健康贫困脆弱性的测算依据，保证了研究测算结果的可靠性、代表性，能在很大程度上预测出家庭在未来一段时间内的健康贫困脆弱性状态，从而利于有关部门和家庭采取相应前瞻性措施，防患于未然。最后，利用本书构建的判别函数，直接将各个家庭指标代入进去即可计算出家庭的健康贫困脆弱性值和陷入各类型健康贫困脆弱的概率，可操作性强，为相关部门对农村老年人家庭进行分类型的精准管理和帮扶提出了可供参考的预测工具，也能够为后续相关研究提供借鉴。

本章小结

　　基于前文对健康贫困与脆弱性的理论阐述，以及对农村老年人家庭健康贫困脆弱性风险识别研究框架的总体梳理，本章利用实地调研数据进行了实证分析。在健康贫困脆弱风险因素词频分析的基础上，我们掌握了家庭健康贫困脆弱的主要风险来源构成情况，并在此基础上确定了健康贫困脆弱风险指标以作为后续分析的重要依据。通过对样本总体、样本贫困脆弱性以及样本贫困脆弱风险因素的描述把握了样本及其脆弱性、脆弱风险因素的概况。接着，对样本的健康贫困脆弱性和风险因素进行关联分析，首先可发现家庭应对能力维度对农村家庭的健康贫困脆弱性贡献度最高，其次是社区健康支持体系，最后是健康冲击，表明了健康冲击并不是影响健康贫困脆弱性的决定性因素，健康扶贫工作重点应落在家庭应对能力的提升和社区健康支持体系的建设与强化。然后，笔者对各类型健康贫困脆弱性进行了风险因素分析，并构建了健康贫困脆弱类型的判别函数，以通过家庭的显性数据来预测其未来陷入各类型健康贫困脆弱的可能性，从而对农村老年人家庭进行分类型的精准管理和帮扶，达到分类施策、动态管理的目标，为后文设计我国农村老年人家庭健康贫困脆弱性治理方案提供数据支撑。下一章将具体介绍我国健康贫困及脆弱性治理实践，为之后制定健康贫困脆弱性治理策略提供经验借鉴。

第四章　我国健康贫困及脆弱性
　　　　　治理实践

　　前文对健康贫困及脆弱性的概述，为提出农村老年人家庭健康贫困脆弱性治理策略奠定了理论基础；而后利用实地调研数据对农村老年人家庭健康贫困脆弱性及风险识别的分析，为设计治理策略提供了实证数据支撑。本章将基于我国健康贫困及脆弱性治理实践，在介绍我国整体扶贫政策及卫生政策演进的基础上，引出我国健康扶贫的发展，进而梳理我国现行健康扶贫政策实践及其成效、剖析未来我国健康扶贫可能面临的挑战，以为后文农村老年人家庭健康贫困脆弱性治理方案的设计与完善提供经验和依据。

第一节　健康扶贫政策的发展

　　本节将首先对我国整体扶贫政策的发展作一梳理，然后通过介绍传统合作医疗制度、三大法宝（农村合作医疗、三级医疗预防保健网和赤脚医生）及医疗保障制度的覆盖实施过程，展现我国卫生政策的变革，在此基础上进一步引出我国健康扶贫的总体工作策略，以为下一节具体展开我国健康扶贫政策实践进行铺垫。

一　国家扶贫政策的演进

中华人民共和国成立以来，我国经历了多个贫困变化形态，包括

普遍贫困、区域贫困和基本解决贫困问题等。[①] 贫困变化形态的演进
体现出我国扶贫工作取得的显著性进展，而我国的反贫困政策大体经
历了五个阶段（见图 4 - 1），表现在扶贫模式由救济式、道义式、开
发式向开发兼保护并存式转型，扶贫目标单元由片区到县（市、
区）、到村、再到户、到人的逐级下移。[②]

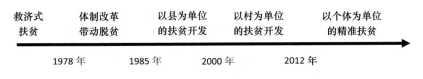

救济式 扶贫	体制改革 带动脱贫	以县为单位 的扶贫开发	以村为单位 的扶贫开发	以个体为单位 的精准扶贫
	1978 年	1985 年	2000 年	2012 年

图 4 - 1　扶贫政策演进时间轴

新中国成立初期，由于工业化和现代化建设刚刚起步，国民经济
总体上还处于较低水平。据联合国统计数据，1949 年我国人均国民
收入仅有 27 美元[③]，相当于亚洲国家人均国民收入均值的 2/3，绝大
多数人口处于绝对贫困状态。由于尚无能力开展大规模有针对性的专
项扶贫，主要通过小规模带输血救济色彩的扶贫手段（政府提供的以
实物为主的生活救济、自然灾害救济和优抚安置等）[④]，以保障贫困
群体最低水平的生活标准。

改革开放之后，党和国家将工作重心转移到经济建设上来，率先
在农村地区推行经济体制改革，针对不同情况的贫困问题分类施策。
针对农村普遍性贫困，改革农村经济体制，建立家庭联产承包责任制
和统分结合的双层经营体制。针对农村收入性贫困，改革农产品价格
和流通体制，以市场为基准，大幅提高农产品收购价格，促进农民增
收。针对农村发展性贫困，改革就业管理制度，鼓励城乡人口流动，

　　① 黄承伟、覃志敏：《我国农村贫困治理体系演进与精准扶贫》，《开发研究》2015
年第 2 期。
　　② 李小云等：《论我国的扶贫治理：基于扶贫资源瞄准和传递的分析》，《吉林大学社
会科学学报》2015 年第 4 期。
　　③ 国家行政学院编写组：《中国精准脱贫攻坚十讲》，人民出版社 2016 年版。
　　④ 杨道田：《新时期我国精准扶贫机制创新路径》，经济管理出版社 2017 年版。

促进乡镇企业发展；同时放开工商业投资，大力促进乡镇企业发展。通过赋权于广大贫困农民并提供市场参与机会，我国的扶贫政策逐渐形成以体制改革促进减贫为主、救济式扶贫为辅的格局。在这一阶段，由中央财政开始单独列支的"支援经济不发达地区发展资金"为老革命根据地、少数民族地区、边远地区和贫困地区脱贫致富谋发展提供了有力支援。

1986年国务院成立专门的国家扶贫开发领导机构——国务院贫困地区经济开发领导小组，负责起草、规划、统筹全国农村扶贫工作，领导、监督、检查贫困地区经济开发工作，成为新阶段扶贫的组织保障，确立了以县为单元的扶贫机制。在国家级贫困县识别工作的基础上，采取对口扶贫与部门扶贫相结合的方式开展"定点扶贫"，并通过完善专项扶贫资金、制定扶贫惠农政策及探索扶贫施行的有效监管措施为扶贫工作提供保障，最终形成了"中央统筹、省负总责、市县抓落实"的成熟完善的脱贫攻坚责任体系。

在贫困县确定的基础上，2001年国家进一步确定了14.81万个贫困村作为扶贫工作重点，强调以村为单位调动农民积极性进行农村扶贫综合开发。结合劳动力转移培训、产业化扶贫和"取消农业税"等为代表的系列惠农政策，实行"整村推进扶贫工作"，建立并实施了一系列政策制度，包括以"西部大开发"为代表的区域发展政策、扶贫开发与社会救助相结合的最低生活保障制度、基本医疗和养老保险等社会保障制度及义务教育补助制度等。

党的十八大以来，以习近平同志为总书记的党中央把扶贫开发摆在治国理政的突出位置，提出明确的目标任务，制定精准扶贫、精准脱贫方略，全面打响了脱贫攻坚战，标志着我国扶贫开发进入新时代脱贫攻坚阶段。2013年国家提出"精准扶贫"理念，强调扶贫工作要"实事求是、因地制宜、分类指导、精准扶贫"，并指出"抓扶贫开发，既要整体联动、有共性的要求和措施，又要突出重点、加强对特困村和特困户的帮扶"。将扶贫对象确定为扶贫标准以下具备劳动能力的农村人口，并加快建立健全扶贫对象识别机制。在做好对贫困户和贫困村精准识别工作的基础上，通过实施精准帮扶、精准管理和精准考核，引导各类扶贫资源优化配置，实现扶贫到村到户。在这一时期，国家尤为强调扶贫脱贫工作的重要性，明确要求在脱贫攻坚任务重的地区把扶贫开发作为头等大事和第一民生工程来抓，坚持以脱贫攻坚统揽经济社会发展全局。

随着我国扶贫政策进入精准扶贫阶段，全方位立体式的扶贫得以强调。此种扶贫方式是指对于贫困地区人口，不仅要帮助解决他们的温饱问题、收入增长问题，还要全面提高他们的发展能力，通过提高受教育水平阻断代际贫困，通过完善社会保障体系、健全贫困地区公共服务体系实现贫困地区公共服务和基本权利均等化等。2015 年 11 月，中共中央、国务院《关于打赢脱贫攻坚战的决定》明确提出："到 2020 年，稳定实现农村贫困人口不愁吃、不愁穿，义务教育、基本医疗和住房安全有保障。"贫困地区"基本公共服务主要领域指标接近全国平均水平"。2018 年 6 月，中共中央、国务院《关于打赢脱贫攻坚战三年行动的指导意见》继续强调："到 2020 年，巩固脱贫成果，通过发展生产脱贫一批，易地搬迁脱贫一批，生态补偿脱贫一批，发展教育脱贫一批，社会保障兜底一批。""切实解决义务教育学生因贫失学辍学问题，基本养老保险和基本医疗保险、大病保险实现贫困人口全覆盖，最低生活保障实现应保尽保。"

表 4 - 1　　　　　　主要贫困测量标准及代表性指标

贫困类别	测量方式	贫困标准
绝对贫困	通过家庭调查等方式，确定可以满足国民衣、食、住、健康等方面最低需求的收入标准	1. 世界银行国际贫困线（IPL）：瞄准特定年份世界最穷的 15 个国家的贫困线，并通过购买力平价的方式换算为美元，最新的贫困线为 1.9 美元/天 2. 中国农村扶贫标准：最新标准以 2010 年农民人均纯收入 2300 元作为不变价参照（购买力平价换算后约为每天 2.2 美元），2016 年农村扶贫标准为 2952 元/年

续表

贫困类别	测量方式	贫困标准
相对贫困	根据一国总体收入或消费情况划定贫困风险线，将平均加权后的可支配收入低于贫困风险线的人们定义为贫困人口	欧盟国家的贫困线：当年国民家庭收入中位数的60%，例如英国2015年贫困线为14758英镑/年，德国2015年的贫困线为892欧元/人/月

二　卫生政策变革与健康扶贫的发展

与我国整体贫困变化形态相似，我国居民的健康贫困也经历了由绝对健康贫困向相对健康贫困、由整体健康贫困向区域健康贫困、个别健康贫困的过程。

（一）传统合作医疗制度及三大法宝

新中国成立初期，经济社会等各项事业百废待兴，基本医疗卫生保障体系的缺失导致国民健康水平低下，有关数据显示，当时婴儿死亡率高达200‰，孕妇死亡率达到15‰，人均期望寿命仅为35岁。[1]为了解决国民基本健康问题，政府开展了"面向工农兵、预防为主、团结西医、与群众运动相结合"的大卫生运动，代表着我国基本医疗卫生制度的萌芽。受限于当时经济社会发展水平，并考虑到农村突出的公共卫生问题，当时的政策重点主要覆盖农村居民和解决初级的卫生保健问题，并取得了显著成效。

与此同时，为减轻农村居民看病经济负担，一种被称为"合作医疗"的制度在农业合作社的背景下应运而生，但此时的合作医疗制度（我们称之为"传统合作医疗制度"）其实更早前就发源于新中国成立前的陕甘宁边区的医药合作社，这种医药合作社是医疗服务供给者之间的一种合作模式，主要集中在乡镇上。在新中国建设过程中，在农村合作化阶段，诸如山西省高平市一些地方实行由生产合作社的财

---

[1] 雷海潮等：《对中国公共卫生体制建设和有关改革的反思与建议》，《中国发展评论》2005年第1期。

政补助与社员本人缴纳医疗费用相结合的模式，形成了与医药合作社不同的制度。当时的卫生部门表扬了这一创新举措，并将其推行到全国部分地区。到了 20 世纪 60 年代，全国各个区域几乎都实行了农村合作医疗制度。① 由于当时农村医务人员极其缺乏，伴随着我国农村传统合作医疗制度出现的还有一个身份特殊的群体——赤脚医生。他们没有受过特别专业正式的训练，只是略懂一些医学知识，能够看一些小病，而且其身份仍然是农民，既在田间地头劳作，又为乡村百姓问诊看病。

正因为有了这些政策、制度和人员基础，新中国成立后从 1950 年到 1975 年，婴儿死亡率从 195‰下降到 41‰，人均预期寿命从 40 岁提高到 65 岁。② 农村合作医疗、三级医疗预防保健网和赤脚医生被世界卫生组织赞誉为我国卫生革命的三大法宝，这些卫生政策对于 1949 年后我国解决健康贫困问题发挥了重要作用，也为后来基本医疗卫生制度变迁和发展提供了重要基础和经验借鉴。

（二）医疗保障制度的全面覆盖

改革开放后，随着经济社会发展和人民收入水平不断提高，人民群众对于基本卫生与健康服务寄予更高的期望，多层次、多样化的健康需求不断释放。随着健康理念的普及、健康意识的增强，生命质量和健康安全受到更多重视，居民对基本卫生与健康服务的需求也在不断增加，然而广大农村地区仍有许多贫困人口由于经济原因未能及时享有基本卫生与健康服务。健康问题是重大的民生问题，基本医疗有保障是将农村贫困人口的医疗费用负担控制在一定范围内、对农村贫困人口实行托底保障以保障其享有基本卫生与健康服务权益。

为保障全体国民的健康需求，党中央、国务院陆续做了一系列重大决策。原卫生部发布了《我国农村实现"2000 年人人享有卫生保

---

① 肖珊珊：《我国精准扶贫政策背景下农村健康扶贫研究》，硕士学位论文，南京大学，2019 年。
② 朱玲：《政府与农村基本医疗保健保障制度选择》，《中国社会科学》2000 年第 4 期。

健"的规划目标》，提出了中国初级卫生保健 13 项指标（包括支持体系、服务体系、健康指标三大内容，并分别设定了贫困、温饱、宽裕和小康四类地区的最低标准）①，并制定了包括规划试点、全面普及、加速发展和全面达标等内容的发展时间表。与此同时，国家也在积极推进基本医疗保险制度的改革。1994 年首先在江苏镇江、江西九江开展了职工医疗保险改革"两江"试点；1998 年底开始在全国推行城镇职工基本医疗保险制度改革，实现由公费劳保医疗的单位福利制度向社会保险制度的转轨。

但是改革开放以来，由于人民公社制度被家庭联产承包责任制所取代，农村合作医疗覆盖率迅速降低，由 20 世纪 70 年代末期的 90% 降低到 1985 年的 5%②，意味着几乎所有农村人口都变成了自己承担医疗费用。农村集体经济的被瓦解造成医疗经费不足，加上地方政府财政资金紧张，难以继续为农民提供福利性医疗，传统的合作医疗制度因此土崩瓦解。与此同时，赤脚医生也开始转变为乡村医生，由于不能再依靠工分获得收入，他们开始收取药费兼服务费，这对农村患者造成了沉重的经济负担。为了缓解农村居民日益沉重的就医负担，在财力日益雄厚的背景下，我国开始考虑由政府替代集体来实施医疗资金统筹，并于 2002 年正式提出了新型农村合作医疗制度。

2003 年，新型农村合作医疗制度开始试点，2008 年其在全国范围得到推行。新型的合作医疗制度与传统的合作医疗制度并不完全相同，二者的区别在于政府的支持力度不同（后者是集体和个人合作出资，而前者是政府和个人合作筹资，是以政府为主导的多方筹资）、统筹层次不同（后者主要以村为单位，而前者以县级为单位进行统筹，保障水平更高，对农民抗风险能力的增强作用更明显）。

---

① 刘运国：《初级卫生保健的内涵及其在我国的发展回顾》，《中国卫生经济》2007 年第 7 期。

② 黄承伟等：《精准扶贫精准脱贫方略》，湖南人民出版社 2018 年版。

此外，为救助低保、特困供养老人等困难群众，我国于2003年和2005年分别建立了农村医疗救助制度和城市医疗救助制度，来针对农村和城镇贫困人群没有参加以及没有能力参加医疗保险，或者参加后仍然无力承受的自付部分进行补偿的一种社会救助。2007年城镇居民基本医疗保险试点得以开展，并于2009年在全国全面推开，这一制度将城镇职工基本医疗保险未覆盖到的学生、儿童、老人等城镇非从业人员也纳入了保障范围。经过多年的改革和探索，我国社会医疗保障制度基本建立完成，为防止患者发生因病致贫构建了坚固的疾病经济风险防线。2009年，中共中央、国务院启动了新一轮医药卫生体制改革（简称"新医改"），出台了《中共中央国务院关于深化医药卫生体制改革的意见》，旨在解决"看病难、看病贵"问题。2016年城镇居民基本医疗保险制度和新型农村合作医疗制度逐步合并为城乡居民基本医疗保险制度，其与城乡居民大病保险制度、城乡医疗救助制度，共同构成了我国的全民医保体系，逐步实现了城乡医疗保障制度的一体化。

（三）贫困人群的健康扶贫

在当前贫困从单一经济贫困扩展到综合性贫困的背景下，由健康不佳而导致的贫困现象成为健康保障发展和贫困综合治理领域亟需关注的问题。从人口的规模上看，当前致贫因素占首位的是因病致贫、因病返贫。在国家实施精准扶贫方略的基础上，为重点推进健康扶贫工作，国家卫生健康委员会等15家部门于2016年联合发布《关于实施健康扶贫工程的指导意见》，提出总体目标：到2020年，贫困地区人人享有基本医疗卫生服务，农村贫困人口大病得到及时有效救治保障，个人就医费用负担大幅减轻；贫困地区重大传染病和地方病得到有效控制，基本公共卫生指标接近全国平均水平，人均预期寿命进一步提高，孕产妇死亡率、婴儿死亡率、传染病发病率显著下降；连片特困地区县和国家扶贫开发工作重点县至少有一所医院（含中医院，下同）达到二级医疗机构服务水平，服务条件明显改善，服务能力和可及性显著提升；区域间医疗卫生资源配置和人民健康水平差距进一步缩小，因病致贫、因病返贫问题得到有效解决。我国健康扶贫工程共包括九项重点任务（见表4-2），侧重的层面有所不同。2018年10月，中国人口与发展研究中心发布《中国健康扶贫发展研究报告》，进一步强调因病致贫、因病返贫是当前扶贫的主攻方向，实施健康扶贫工程事关脱贫攻坚成败。

表4-2　　　　　　　　　健康扶贫实施工程重点任务

序号	重点任务	扶贫侧重层面
1	提高医疗保障水平，切实减轻农村贫困人口医疗费用负担	医疗保障制度
2	对患大病和慢性病的农村贫困人口进行分类救治	医疗保障制度
3	实行县域内农村贫困人口住院先诊疗后付费	医疗保障制度
4	加强贫困地区医疗卫生服务体系建设	医疗卫生服务
5	实施全国三级医院与连片特困地区县和国家扶贫开发工作重点县县级医院一对一帮扶	医疗卫生服务
6	统筹推进贫困地区医药卫生体制改革	医疗卫生服务
7	加大贫困地区慢性病、传染病、地方病防控力度	疾病预防控制
8	加强贫困地区妇幼健康工作	疾病预防控制
9	深入开展贫困地区爱国卫生运动	疾病预防控制

第二节　健康扶贫实践

本节将基于健康扶贫工程四方面目标，即确保贫困人口"看得上病、看得起病、看得好病、少生病"，分别从这四方面对现行健康扶贫政策内容进行梳理，以对下一节提出我国健康扶贫取得的成效及未来可能面临的挑战做好铺垫。

为打赢脱贫攻坚战，全面建成小康社会，中共中央对处于脱贫攻坚关键位置的健康扶贫工作做出了重要部署：基层政府主要负责贫困人口的精准识别；医疗机构负责为广大居民和贫困人口提供医疗卫生服务；医保部门负责为参保居民和贫困人口提供基本医保、大病保险的保障服务；民政部门负责为贫困患者提供医疗救助资金。

精准帮扶、精准管理和精准考核工作的基础都在于精准识别，因此，为打牢这一基础工程，国家卫生与健康委员会联合扶贫办等部门，对导致"因病致贫、因病返贫"的现象和根源做了大量调研，以县为单位，在国务院扶贫办建档立卡农村贫困人口数据基础上，进一步核实核准农村贫困人口中"因病致贫、因病返贫"家庭数、患病人数和病种，并运用信息管理系统对因病致贫、因病返贫人员实行动态管理。

各地区党委和政府依托于中央多部委联合推出的"健康扶贫工程"计划，结合本地区实际，推出了相应的健康扶贫实施方案，归结起来主要包括以下四个方面，如图 4 - 2 所示。

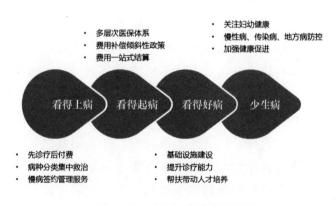

图 4 - 2　健康扶贫政策及目标

一　确保贫困人群看得上病

（一）先诊疗后付费

据我国第五次国家卫生服务调查结果显示，农村居民两周患病未就诊的原因中，除自感病轻无须就诊外，排第二的原因是因家庭经济困难而未及时就诊，占比达到 12.7%；而应住院未住院的最主要原因仍为经济困难或筹资垫资难，占比高达 43.2%。因此，2017 年 2月，原国家卫计委印发《农村贫困住院患者县域内"先诊疗，后付费"工作方案》，提出在县域内定点医疗机构，参加城乡居民基本医保（新农合）的农村贫困住院患者，持相关证明办理入院手续，并签订"先诊疗，后付费"协议后，无须缴纳住院押金，直接住院治疗。

实行"先诊疗，后付费"的结算服务模式，是有效解决农村贫困患者垫资压力和费用负担，充分发挥城乡居民基本医保（新农合）、大病保险、大病救助等医疗保障、救助政策合力，确保农村贫困患者得到及时救治的有效方式，有助于消除贫困人群就医阻碍，力保农村贫困患者"看得上病"且"看得方便"，极大提高了其医疗服务可及性。

（二）病种分类集中救治

为有效解决农村贫困患者中疾病负担较重、社会影响较大、疗效确切的病种的医疗救治需求，降低贫困患者费用负担，建立农村贫困大病患者医疗救治及保障工作机制，2017 年 2 月，国家卫生与健康委、民政部和扶贫办联合出台了《农村贫困人口大病专项救治工作方案》，明确要组织对"健康扶贫管理数据库"里的建档立卡农村贫困人口和经民政部门核实核准的农村特困人员和低保对象中，罹患食管癌、胃癌、结肠癌、直肠癌、终末期肾病、儿童白血病和儿童先天性心脏病等大病患者进行集中救治。同时为确保质量并控制费用，提出"四定两加强"原则，即确定临床路径、确定救治医院、确定单病种费用、确定报销和救助比例、加强救治质量管理、加强责任落实。

为落实健康扶贫三年攻坚工作要求，进一步加强农村贫困人口大病专项救治工作，2018 年 9 月，国家卫生与健康委、民政部、国务院扶贫办、国家医保局再次联合发文，要求各地要在已开展儿童先心病、儿童白血病、胃癌、食道癌、结肠癌、直肠癌、终末期肾病等大病专项救治基础上，增加肺癌、肝癌、乳腺癌、宫颈癌、急性心肌梗死、白内障、尘肺、神经母细胞瘤、儿童淋巴瘤、骨肉瘤、血友病、地中海贫血、唇腭裂、尿道下裂等作为专项救治病种；鼓励各地（包括"三区三州"等深度贫困地区）结合实际，将本地区多发、群众反映强烈的重大疾病纳入专项救治病种范围。组织对农村贫困大病患者的分类集中救治，是推动健康扶贫落实到人、精准到病，有效解决因病致贫、因病返贫问题的重要措施。

（三）慢病签约管理服务

2017年4月，国家卫生与健康委等部门联合制订了《健康扶贫工程"三个一批"行动计划》，首次提出建立农村贫困人口健康卡，对患有慢性疾病的农村贫困人口实行签约服务，开展健康管理。2017年9月，《关于做好贫困人口慢病家庭医生签约服务工作的通知》明确了工作安排：核实核准农村贫困人口中的慢病患者，优先覆盖高血压、糖尿病、结核病等慢病患者，逐步扩大到全部慢病人群；遴选符合条件的乡村医生和乡镇卫生院医师等组建签约团队，签约医生和团队要在县级医院指导下，制订个性化签约管理方案，实施普通慢病患者和高危人群分类管理，开展基本医疗、公共卫生、慢病管理、健康咨询、中医干预等服务，动态掌握签约对象健康情况，并根据病情及时转诊，引导其合理就医。

为做好贫困人口慢病家庭医生签约服务工作，国家卫健委进一步制订了《建档立卡贫困人口慢病家庭医生签约服务工作方案》，明确贫困人口家庭医生签约团队内部职责分工，乡村医生是贫困人口家庭医生签约服务的第一联络人；乡镇卫生院要明确专人与乡村医生分组对接，提供支持和保障；鼓励县级医院医生加入签约医生团队，为家庭医生提供技术支持；加强县级医院与家庭医生团队的协作，对确需转诊的患者及时予以转诊或提供就医路径指导；县级及以上医院要指定专人负责对接，为贫困人口转诊患者建立绿色通道，并对高血压、糖尿病、结核病、严重精神障碍和其他慢病的健康管理内容和要求作出了明确规定。此外，还提出加快完善基层医疗卫生机构与二级以上医院用药衔接，在"合理、安全、有效"的前提下，对病情稳定、依从性较好的贫困人口慢病签约患者，可酌情延长单次配药量，对下转的患者，可根据病情和上级医院医嘱沿用上级医院处方，以保证贫困人口慢病签约患者的用药需求。

家庭医生团队提供的签约服务通常至少包括三项内容：（1）基本医疗服务，主要涵盖常见病和多发病的中西医诊治、合理用药、就医的路径指导、转诊预约等。（2）公共卫生服务，主要实施国家基本公共卫生服务项目和其他规定的一些公共卫生服务项目。（3）健康管理服务，主要针对居民的健康状况和需求，制定不同类型的个性化签约服务内容，提供健康评估、康复指导、家庭病床服务、家庭护理、中医药"治未病"等服务。签约服务费则主要通过三个渠道来解决：医保基金、基本公共卫生服务经费、签约居民的个人付费等。而对于贫困人口签约服务费中需个人承担的部分，设立贫困人口慢病签约专项经费进行补助，并发挥民政救助、财政补助、医保基金等资金的最大保障效益，力争最大限度地减轻贫困人口慢病患者的就医负担，提升签约服务获得感。

二 确保贫困人群看得起病

（一）构建多层次医疗保障体系

基本医疗保险制度、大病医疗保险制度和医疗救助制度共同构成了我国的社会医疗保障制度。基本医疗保险制度分为城镇职工基本医疗保险和城乡居民基本医疗保险，二者分别从制度上覆盖城镇就业人口和城乡非就业人口。作为一项"保基本"的普惠性制度，基本医保是减轻城乡居民医疗费用负担、防止因病致贫返贫的第一道"防火墙"，其补偿功能可分为三部分：普通门诊统筹、门诊特殊慢性病补助和住院支付。由于不同地区经济社会发展和基本医保基金筹资标准的差异，各地普通门诊统筹、门诊特殊慢性病补助和住院支付补偿的标准也存在较大区别，具体表现在起付线、报销比例和封顶线等方面。

大病医疗保险制度是在基本医疗保障的基础上，对大病患者发生的高额医疗费用给予进一步保障的一项制度性安排，是基本医疗保障制度的拓展和延伸。国务院办公厅下发《关于全面实施城乡居民大病保险的意见》（国办发〔2015〕57 号），提出的目标是："到 2017 年，建立起比较完善的大病保险制度，与医疗救助等制度紧密衔接，共同发挥托底保障功能，有效防止发生家庭灾难性医疗支出，城乡居民医疗保障的公平性得到显著提升。"建立完善大病保险制度是为了筑牢全民基本医疗保障网底，不断提高大病保障水平和服务可及性，着力维护人民群众健康权益，切实避免人民群众因病致贫、因病返贫。

医疗救助制度是指通过政府拨款和社会捐助等多渠道筹资，对患大病的农村五保户和贫困农民家庭、城市居民最低生活保障对象中未参加城镇职工基本医疗保险人员、已参加城镇职工基本医疗保险，但个人负担仍然较重的人员，以及其他特殊困难群众给予医疗费用补助的救助制度。城乡医疗救助是我国多层次医疗保障体系的网底，在健康扶贫多重保障机制中具有"托底保障"的功能，是防止因病致贫、因病返贫的重要"防线"。

为实现"基本医疗有保障"，以基本医疗保险、大病医疗保险、医疗救助制度为基础构建贫困人群的医疗保障制度，极大缓解了贫困人口的疾病经济负担，提高了其应对疾病风险冲击的经济能力，降低了因病致贫返贫发生率。作为目前我国健康扶贫政策中遏制因病致贫、防范因病返贫的主力军，社会医疗保障制度在抵御农村居民健康风险冲击中发挥了重要作用。

与此同时，商业医疗保险、社会慈善组织及个人等在缓解贫困人口因灾难性医疗支出而导致的因病致贫返贫问题方面也发挥了必不可少的作用。部分地区对补充医疗保险制度的建立进行了探索，如江西省采取为农村贫困群体购买补充保险的方式，为其在城乡居民医保（新农合）、大病保险报销之外提供更多的经济补偿。目前各地已建立的补充医疗保险制度可按保障功能分为两类：一是兜底保障型，即在多重保障"链条"体系中处于末端，如"基本医疗保险—大病保险—医疗救助—补充保险"或"基本医疗保险—大病保险—补充保险（医疗救助与补充保险合二为一）"；二是非兜底保障型，即在多重保障"链条"体系中处于中间位置，如"基本医疗保险—大病保险—补充保险—医疗救助"。此外，山西省灵丘县则将社会力量纳入健康扶贫工作中，形成了"四方联动"的帮扶模式，即基本医疗服务、基本医疗保险、政府医疗救助和社会组织帮扶四方协同配合，保证困难群众的医疗费用和实际个人支付费用控制在可支配收入的合理范围内。贵州省赫章县通过"两保三助一兜底"（"两保"即城乡居民基本医保和大病保险，"三助"即医疗救助、计生资金救助和残疾人医疗救助，"一兜底"即对特殊人群政策叠加兜底）来助力医疗精准扶贫。[1] 四川省成都市探索建立重特大疾病保障机制以提高医保基金绩效，进一步提升医保精准扶贫的实施成效。[2] 广西蒙山县以兜底保障为重点，以分类救治为主要抓手，重点提高政策举措的力度与针对性，推进当地健康扶贫工作取得了显著成效，形成了"蒙山经验"[3]。湖北省咸宁市构建了基本医保、大病保险、补充医疗保险和医疗救助"四位一体"健康扶贫工作机制，并建成一体化经办服务"快车道"（通过实行"一卡就诊、一窗经办、一票结算"，令城乡居民和建档立卡贫困人口能够享受到及时、便捷的"一站式、一票制"即时结算服务），其经验和做法被《中国劳动保障报》《湖北日报》等主流媒体大幅宣传报道。[4]安徽省则创新性地设立健康脱贫医疗专项补助资金，实施"351"兜底保障政策（贫困人口通过基本医保、大病保险、医疗救助等综合补偿后，在县域内就诊个人年度自付费用不超过 0.3 万元，在市级医疗机构就诊个人年度自付费用不超过 0.5 万元，在省级医疗机构就诊个人年度自付费用不超过 1 万元，剩余部分合规医药费用实

① 张忠朝、袁涛：《医疗保障扶贫实施情况分析研究》，《中国医疗管理科学》2016 年第 4 期。
② 黄德斌等：《制度公平基础上的医保精准扶贫措施——基于成都市实践的分析》，《中国医疗保险》2016 年第 2 期。
③ 梁莹：《广西推广健康扶贫"蒙山经验"》，《广西日报》2017 年 12 月 25 日。
④ 庞新玉：《咸宁市召开健康扶贫全面小康建设新闻发布会》，"中央广电总台国际在线"2018 年 10 月（http://hb.cri.cn/20181018/65a4d74f-c014-240d-9dc9-8ca4e28a2cf2.html）。

行政府兜底保障）。①

（二）抵御疾病经济风险的倾斜性政策

健康扶贫行动开展以来，针对扶贫部门确定的建档立卡贫困户，从国家层面明确了倾斜政策，包括：（1）确保城乡居民医保参合率，对贫困人口参保参合的个人缴费部分按规定由财政给予补贴；（2）基本医疗保险制度方面，包括提高贫困患者住院费用补偿水平和门诊特殊慢性病报销比例，对贫困人口统筹区内定点医院住院取消起付线；（3）大病保险制度方面，主要为降低起付线（各地可结合实际探索提高大病保险报销比例、封顶线）。

目前，各地对建档立卡贫困人口参保资助的经费来源可分为三种：（1）采取省、市、县分担机制，以省级财政为主；（2）由城乡医疗救助基金代缴或划拨；（3）省里要求县（市）政府负责筹措资金解决。补助金额也大致分为全额补助和部分补助两种，有些地区仅对财政供养人员提供全额补助，对其他建档立卡贫困户采取部分补助，而有些地区在脱贫之前对所有建档立卡贫困户采取全额补助，在脱贫之后对贫困户采取部分补助，并逐年减退。

各地实施的大病保险制度扶贫倾斜政策可分为以下三种类型：（1）"一降两提"型——降低起付线，提高报销比例，提高最高支付限额（封顶线）；（2）"一降一提"型——降低起付线，提高报销比例；（3）"一降"型——降低起付线。从提高贫困人口受益水平角度看，"一降两提"型力度最大，"一降一提"型次之，"一降"型再次之。

（三）医疗费用的即时"一站式"结算

"一站式"结算是城乡居民基本医疗保险和医疗救助制度实施以来，国家一直推行的一种住院医疗费用即时结算方式。基本做法是在定点医疗机构建立城乡居民医保、大病保险和医疗救助"一站式"

---

① 张龙斌：《善用"加减乘除"助力精准扶贫——安徽省铜陵市以提升医疗救助效益缓解因病致贫》，《中国民政》2016 年第 15 期。

信息交换和即时结算，患者只需在出院时支付个人自付医疗费用，其他医疗费用由第三方付费机构（包括医疗保障部门、医疗救助机构、保险承办机构等）与定点医疗机构分别进行事后结算。"一站式"结算模式与县域内农村贫困人口住院先诊疗后付费政策的结合是真正确保贫困患者"看得上病"且"看得起病"的重要措施，二者缺一不可。

"一站式"结算政策简化了就诊程序，优化了服务流程，是避免患者报销到处上门跑路的一种高效率便民服务方式；促进了定点医疗机构与各医疗保障经办机构、救助机构之间充分高效沟通协调机制的建立，能够充分发挥城乡居民基本医保（新农合）、大病保险、大病救助等医疗保障、救助政策合力，大幅减轻贫困住院患者费用负担，防止因病致贫、因病返贫的发生。

三　确保贫困人群看得好病

（一）加强基础设施建设

加强贫困地区县、乡、村医疗卫生服务体系建设，是切实提升县域内整体医疗服务能力，努力实现"小病不出乡，大病不出县"目标，确保贫困人群"看得上病、看得好病"，有效缓解因病致贫、因病返贫的重要举措。2015 年 3 月《国务院办公厅关于印发全国医疗卫生服务体系规划纲要（2015—2020 年）的通知》指出，按照"填平补齐"原则，实施贫困地区县级医院、乡镇卫生院、村卫生室标准化建设，使每个连片特困地区县和国家扶贫开发工作重点县达到"三个一"目标，即每个县至少有 1 所县级公立医院，每个乡镇建设 1 所标准化的乡镇卫生院，每个行政村有 1 个卫生室。2016 年 11 月，国家发展改革委员会制定出台《全民健康保障工程建设规划》明确提出，在"十三五"时期进一步加大基层卫生与健康投入力度，坚持重心下沉，把各类卫生资源更多引向基层特别是边境、边远贫困地区。

（二）提升贫困地区卫生诊疗能力

2016 年 2 月，国家卫计委、国务院扶贫办等五部门印发了《关于加强三级医院对口帮扶贫困县县级医院的工作方案》，提出：到 2020 年，通过一对一的对口帮扶，每年为受援医院"解决一项医疗急需，突破一个薄弱环节，带出一支技术团队，新增一个服务项目"；常见病、多发病、部分危急重症的诊疗能力显著提高；培养一批具有较高水平的临床专业技术人才和医院管理人才。2016 年 6 月国家出台《关于实施健康扶贫工程的指导意见》，进一步指出从全国遴选能力较强的三级医院（含军队和武警部队医院），与连片特困地区县和国家扶贫开发工作重点县县级医院签订一对一帮扶责任书，明确帮扶目标任务。采取技术支持、人员培训、管理指导等多种方式，提高被帮扶医院的服务能力，使其到 2020 年达到二级医疗机构服务水平（30 万人口以上县的被帮扶医院达到二级甲等水平）。

三级医院开展帮扶的具体形式有：（1）技术指导。由三级医院对贫困县县级医院的临床技术进行培训或代教指导等。（2）进修培训。由三级医院免费接受县级医院的卫生技术人员进修学习。（3）物资援赠。由三级医院免费提供一些设施、设备、药品或一次性医疗用品等。（4）临床专科建设。由三级医院帮助县级医院建设或开设急需的临床专科，提高受援医院医疗服务能力。（5）开设专家门诊或义诊。由三级医院下派专家到县级医院定期开展专家门诊坐诊服务，或联合县级医院开展社区大型义诊服务等。（6）远程诊疗服务。由三级医院在县级医院建立远程会诊终端，根据需要为县级医院提供远程会诊服务，提高基层医疗卫生服务效率和服务质量。实施"互联网＋健康扶贫"，开展应用试点项目，创新健康扶贫机制和形式，提高贫困地区医疗卫生信息化、智能化水平。

三级医院与贫困县县级医院对口帮扶政策紧紧抓住县域内医疗服务能力建设的薄弱环节，强调提升县级医院外转患者较多的临床专科能力，使农村贫困患者在县级医院就能够得到有效及时诊治，减轻贫困人口的医疗费用负担。

（三）推进贫困地区医疗卫生人才队伍建设

为建立健全基层卫生人才的引入与培养机制，以集中补齐基层人才缺乏这个短板，切实提升基层医疗服务能力，帮助减少因病致贫、因病返贫的发生，国家和地方在综合培养贫困地区医疗卫生人才方面，采取了一系列倾斜性措施，可归纳为以下三个方面。

1. 在基层卫生人才培养培训上，综合采取住院医师规范化培训、助理全科医生培训、订单定向免费培养医学生、全科医生和专科医生特设岗位计划、乡村医生分期分批轮训等方式，加强贫困地区医疗卫生人才队伍建设。

2. 在基层卫生人才招聘引进和激励上，赋予贫困县医疗卫生机构一定的自主招聘权，落实贫困地区医疗卫生机构用人自主权；通过提高乡村医生养老待遇和补贴标准、提高山区和边远地区乡镇卫生院医务人员岗位津贴、提供保障性住房等激励措施，避免基层卫生人才普遍流失严重的问题。

3. 在促进卫生人才合理流动上，主要采取以下举措：（1）积极探索卫生人才"县管乡用、乡村一体"管理模式；（2）引导鼓励优秀卫生人才轮流到基层服务；（3）在职称晋升上向基层倾斜。

四　确保贫困人群少生病

从健康扶贫角度看，在贫困农村地区落实国家基本公共卫生服务项目，可以将健康扶贫"关口"前移，做到早预防、早发现、早控制，使贫困人口少生病，从源头上防止因病致贫返贫。

（一）重点关注妇女儿童健康

为采取综合措施提高贫困地区妇女儿童的健康水平，2016年6月，原国家卫生计生委等十五部门发布《关于实施健康扶贫工程的指导意见》（国卫财务发〔2016〕26号），要求加强贫困地区妇幼健康工作。在贫困地区全面实施免费孕前优生健康检查、农村妇女增补叶酸预防神经管缺陷、农村妇女"两癌"（乳腺癌和宫颈癌）筛查、儿童营养改善、新生儿疾病筛查等项目，推进出生缺陷综合防治，做到及早发现、及早治疗。建立残疾儿童康复救助制度，逐步实现0—6岁视力、听力、言语、智力、肢体残疾儿童和孤独症儿童免费得到手术、辅助器具配置和康复训练等服务。加强贫困地区孕产妇和新生儿急危重症救治能力建设，加强农村妇女孕产期保健，保障母婴安全。加大对贫困地区计划生育工作的支持力度，坚持和完善计划生育目标管理责任制，加大对计划生育特殊困难家庭的扶助力度。2018年10月，国家卫健委等相关部门又联合发文，要求农村妇女宫颈癌、乳腺癌筛查项目和贫困地区儿童营养改善、新生儿疾病筛查项目扩大到所有贫困县，深入开展免费孕前优生健康检查，针对贫困家庭出生缺陷患儿实施出生缺陷救助项目。

（二）关注重点疾病的防控

传染性疾病防控方面：一是实施艾滋病防治攻坚行动，在艾滋病高发的四川省凉山州等地区，全面落实艾滋病免费筛查、治疗、母婴阻断措施；组织实施机会性感染集中救治；针对贫困艾滋病感染者，通过家庭医生签约服务提供规范化的抗病毒治疗随访管理，督促艾滋病感染者按时服药、定期检测。二是做好结核病防治工作，加强肺结核筛查工作，对结核病患者确诊检查提供适当补助；对贫困患者免费提供一线抗结核药品；优先面向贫困结核病患者实施"集中服药"项目，提高服药依从性和治疗成功率；将耐多药结核病纳入贫困人口大病专项救治范围。

地方性疾病防控方面：一是进一步做好包虫病防治工作，指导包虫病流行区开展包虫病人群筛查；对确诊患者进行治疗；开展监测及健康教育。二是强化大骨节病综合防治，开展7—12周岁儿童患病及防控措施落实情况监测；实施贫困地区儿童营养改善项目，为6—24月龄儿童提供每天一个营养包，提高病区婴幼儿营养水平。三是开展现症地方病病人分类救治，将符合建档立卡条件的地方病病人全部纳入大病集中救治范围；地方病病区建立大骨节病、克山病、氟骨症、地方性砷中毒、克汀病、二度及以上甲状腺肿大、慢性和晚期血吸虫病确诊病人健康档案，实行个案管理。

（三）加强健康促进工作

《健康扶贫三年攻坚行动实施方案》对贫困地区健康促进工作提出两条规定：一是加强健康促进与教育，建立覆盖各级各类医疗卫生机构的健康教育工作网络；针对贫困地区主要健康问题，制订实施健康教育计划；针对重点人群、重点疾病、主要健康问题和健康危险因素开展健康教育，通过健康讲座等多种方式，普及健康知识；对于当地患病率较高的疾病患者，根据疾病特点分类发放健康教育材料，开展健康指导；面向全民普及健康素养基本知识，倡导自身是健康第一责任人理念，引导形成健康生活方式和行为。二是全面推进"将健康融入所有政策"，统筹推进健康城市、健康（促进）县区、卫生县城（乡镇）、健康乡村等区域健康促进工作，强化各部门健康职责，开展跨部门健康行动，探索建立健康影响评价制度；大力开展各类场所健康促进工作，建设一批健康促进医院、健康促进学校、健康促进机关、健康促进企业、健康社区、健康村和健康家庭，不断改善贫困地区居民的日常学习、工作和生活环境。

同时，深入开展贫困地区爱国卫生运动，加强卫生城镇创建活动，持续深入开展环境卫生整洁行动，统筹治理贫困地区环境卫生问题，实施贫困地区农村人居环境改善扶贫行动，有效提升贫困地区人居环境质量。将农村改厕与农村危房改造项目相结合，加快农村卫生厕所建设进程。加强农村饮用水和环境卫生监测、调查与评估，实施农村饮水安全巩固提升工程，推进农村垃圾污水治理，综合治理大气污染、地表水环境污染和噪声污染。力争少生病、晚生病、少生大病。

第三节　健康扶贫成效及挑战

本节将分别从确保贫困人口"看得上病、看得起病、看得好病、少生病"的健康扶贫四大目标出发，对当前健康扶贫工作取得的成效进行介绍，然后结合已有统计数据、文献研究分析未来我国健康扶贫工作可能面临的新挑战，为之后提出我国农村老年人家庭健康贫困脆弱性治理策略奠定基础。

一　健康扶贫取得的成效

据国家统计局数据显示，按现行国家农村贫困标准，我国农村贫困人口从 1978 年的 7.704 亿人减少到 2018 年的 1660 万人，平均每年减贫人口规模接近 1900 万人，农村贫困发生率也从 1978 年的 97.5% 减少至 2018 年的 1.7%。这使得中国成为世界上唯一实现快速发展和大规模减贫同步的发展中国家。在这个过程中，健康扶贫发挥了至关重要的作用。根据国家医保局数据，截至 2018 年底，我国农村因病致贫人口由 2014 年的 2850 万人减少至 516 万人；2018 年"三区三州"因病致贫人口较上年减少 16.3 万人，其他深度贫困地区因病致贫人口较上年减少 109.3 万人，我国健康扶贫成效显著，取得重大阶段性进展。具体表现在以下几方面。

首先，在确保贫困人口"看得上病"方面，截至 2019 年 6 月底，累计已有 1500 多万贫困患者得到分类救治服务；① 大病专项救治病种全国范围内扩大到 25 种，很多地方还增加到 30 多种；家庭医生签约服务对高血压、糖尿病、结核病、严重精神障碍等 4 种慢性病贫困患者应签尽签并提供定期随访、规范管理。

其次，在确保贫困人口"看得起病"方面，2019 年上半年，全国贫困患者医疗费用个人平均自付比例控制在 10% 左右。针对贫困人口的医疗救助水平、救助规模显著提升。从 2018 年起，中央财政连续两年共增加 80 亿元医疗救助补助资金，进一步支持深度贫困地区提高农村贫困人口医疗保障水平。2018 年，农村贫困人口参保率达到 98% 以上，医疗救助共资助城乡困难群众参保 6692 万人。截至 2019 年 4 月，医疗救助全国各级财政支出资金约 399.7

---

① 李磊：《国家扶贫日系列活动之健康扶贫论坛》，中国日报网 2019 年 10 月（http：//baijiahao.baidu.com/s? id = 1647367021259750950&wfr = spider&for = pc）。

亿元,实施住院和门诊救助 5361 万人次,全国平均次均住院救助和门诊救助分别为 1151 元、106 元,惠及包括低保对象、特困人员、农村建档立卡贫困人口等在内的困难群众 1.2 亿人次。[①] 且早在 2018 年初,全国 96% 的县(区、市)就实现了医疗救助与基本医疗保险费用"一站式"结算。[②]

再次,在确保贫困人口"看得好病"方面,截至 2019 年 7 月,贫困地区县医院诊疗能力得到全面提升,94.5% 的贫困患者在县域内得到妥善治疗;[③] 全国 1107 家城市三级医院对口帮扶贫困地区 1172 家县级医院,已经实现 832 个贫困县每个县都有一家公立医院,99% 以上的乡镇和行政村都有卫生院和卫生室;全国累计向贫困地区乡村两级支援医务人员超过 9 万人,已有 98% 的乡镇至少有 1 名全科医生或执业(助理)医师,98.2% 的行政村至少有 1 名合格村医,农村贫困人口的常见病、慢性病基本能够就近获得及时诊治。

最后,在确保贫困人口"少生病"方面,四川省凉山州艾滋病病毒母婴传播率较 2017 年下降了 25%;贫困地区儿童营养改善项目累计惠及 580 多万儿童,健康促进 3 年攻坚行动在贫困地区普遍开展。[④]

二　健康扶贫面临的新挑战

虽然我国整体减贫成效显著,健康扶贫也基本实现预期效果,但作为我国脱贫攻坚战最关键的举措,在健康扶贫实施过程中还存在不少薄弱环节,依然面临着新的挑战。据国务院扶贫办统计[⑤],截至

---

① 金振娅:《国家卫健委、国家医保局:保障群众基本用药需求》,《国家新闻办公室》2019 年 4 月(http://www.scio.gov.cn/34473/34474/Document/1652200/1652200.htm)。

② 国务院医改领导小组办公室:《国家卫生健康委 2018 年 2 月 12 日例行发布会材料之一:深化医改工作进展》,《中华人民共和国国家卫生健康委员会》2018 年 2 月(http://www.nhc.gov.cn/wjw/zccl/201802/541186f4e30b49ab8001cbe49037e42b.shtml)。

③ 于梦非:《保障贫困人口就医主攻三大方向》,《健康报》2019 年 7 月 10 日第 1 版(http://www.nhc.gov.cn/jkfpwlz/fpzllist/201907/0d8ca43c21794f76a0047613ea5d24c9.shtml)。

④ 同上。

⑤ 习近平:《在解决"两不愁三保障"突出问题座谈会上的讲话》,《求是》2019 年第 16 期。

2018 年底，"三区三州"仍有 172 万建档立卡贫困人口，占全国现有贫困人口的 12.5%，贫困发生率 8.2%；全国还有 111 个贫困人口在 3 万人以上的县、98 个贫困发生率在 10% 以上的县。而疾病、残疾、自然灾害等成为已脱贫人口再次陷入贫困的重要诱因，特别是因病返贫，其在全国返贫人口中的占比长期在 30% 以上。[①] 健康扶贫面临的新挑战主要表现在以下几个方面。

（一）贫困人群保障水平的可持续性面临挑战

一是医疗保障筹资的可持续性面临挑战。我国医疗保障扶贫面临的主要问题，由医疗保险"从无到有"的覆盖问题，转变为医疗保障水平"从低到高"的提升问题。[②] 一方面，我国城乡基本医疗保险筹资主要由政府完成，随着我国社会经济进入增长的平稳阶段，政府财政收入增长速度明显放缓；另一方面，我国农村贫困人口医疗保障的资金投入不断提高，包括地方财政每年为建档立卡贫困人口代缴的基本医保和大病保险的个人缴费部分、为确保贫困患者个人支付比例控制在一定标准所支付的兜底保障资金等逐年增长。在此种情况下，各地财政（特别是贫困地区财政）均面临巨大的压力，对未来医疗保险筹资的稳定性构成挑战。

二是区域身份差异引发的横向公平性问题。我国农村地区分布面积较广，人口众多，经济发展速度参差不齐，而健康扶贫政策因地区经济水平的不同会存在区域差异。此外，是否纳入建档立卡贫困户成为医疗保障水平的分水岭，被排除在建档立卡贫困户之外的低收入人群享有的医疗保障水平要明显更低。这均对农村医疗保障体系的公平性及可持续性发展带来不利影响，还可能引发社会矛盾。

三是医疗费用的不合理增长部分抵消了医疗保障的补偿效应。健康扶贫政策出台以前，部分贫困人口由于承担不了大额医疗费用，

[①] 位林惠：《堵住因病致贫返贫的窟窿》，《人民政协报》2019 年 7 月 27 日第 2 版。

[②] 刘子宁等：《医疗保险，健康异质性与精准脱贫——基于贫困脆弱性的分析》，《金融研究》2019 年第 5 期。

"大病硬挨、慢病久拖"的现象十分普遍；而在政策实施以后，贫困患者大都能够得到有效、及时的救治。在稳步推进健康扶贫工作的过程中，贫困人口就医需求进一步得到释放，医疗保障需求不断提高，进而带来医疗保险基金显性支出和隐性支出急剧增加，医保基金安全受到前所未有的巨大挑战。但在我国大多数地区，医疗服务控费意识和手段都相对缺乏，供需双方在利益上极易达成一致诉求，如有的贫困户过度理解健康扶贫政策，出现拒绝分级诊疗、盲目要求住院、要求转诊到上级医院及不合理长期住院等情况，从而导致医疗服务过度提供、医疗费用不合理增长的问题仍然突出，并在一定程度上抵消了政府医疗保障资金投入的效果，对地方政府、医保基金和保险公司均构成巨大的经济压力。

此外，有研究表明，低保制度对城市和农村家庭的贫困脆弱性并未产生明显的改善效果[1]，反而有可能增加家庭未来陷入贫困的可能性。究其原因：一是制度执行中存在瞄准偏差；二是低保挤出了参保家庭的私人转移支付；三是低保降低了居民的工作意愿。因此，通过政策脱贫的贫困户如果缺乏长效支撑机制或内生动力不足，在未来仍极有可能因病返贫。那么对于实现脱贫的低收入贫困家庭，如何构建一个长效的政策支持体系，以保障其享有基本医疗卫生服务且不出现因病返贫，巩固健康扶贫工作成效，值得进一步研究。

（二）医疗卫生机构服务能力与健康需求依然不匹配

一是基层及偏远贫困地区人力资源短缺的现象依然持续存在。基层医疗卫生机构承担基本医疗服务和居民健康"守门人"的重要角色，人力资源配置是医疗卫生资源配置的核心。然而基层医疗卫生机构的薪酬水平和福利待遇还较低，职称上升空间也面临晋升规制的弱势，难以形成对优质医护工作者的吸引力，吸纳进来的人才资源的流

---

① 徐超、李林木：《城乡低保是否有助于未来减贫——基于贫困脆弱性的实证分析》，《财贸经济》2017年第5期。

失现象也较为严重。作为保障农村居民健康的"守护人",乡村医生尤其是山区乡村医生老龄化严重,且目前对于其养老保障、工龄认可等问题都没有明确的政策支持。基层医疗卫生机构人员"招不来、留不住"的现象依然存在。

二是基层卫生服务机构功能定位仍不准确。乡镇卫生院的服务宗旨是为广大农村居民提供医疗、预防、保健等一系列综合性卫生服务的医疗卫生机构,其在农村卫生服务体系中所担负的重要职责是其他卫生机构无法替代的。经过对基层医疗卫生机构的综合整改,乡镇卫生院在管理机制、补偿流程和运营机制等方面发生了巨大变化,以往"重医轻防"的问题得到了明显改善,基本公共卫生服务得到了进一步的加强。然而其医疗服务供给能力相比原来却呈持续下降的状态,在服务功能定位的准确性上仍有待提高。

三是农村贫困地区卫生预防保健服务体系建设亟待加强。因受到社会关系、教育与文化等方面的制约,贫困地区群众普遍存在预防观念落后,对自身健康状况大多是"重治轻防",因小病拖延、大病硬抗而陷入"因病致贫、因病返贫"的现象非常普遍。并且农村贫困地区普遍人居环境卫生状况较差,居民大多存在不健康的生活习惯和卫生行为(如饮食油脂偏高、不注重口腔卫生等),尤其在边远贫困地区,人居环境更为恶劣,农村安全饮用水设施等生活基础设施的不完善、人畜粪便和垃圾无害化处理的薄弱均成为影响贫困人口健康的高危因素。一方面,重大、新发传染病仍威胁着人民群众的生命安全和身体健康;另一方面,慢性非传染性疾病已成为影响人民健康的首要因素。再加上在农村人口老龄化、高龄及空巢化、疾病谱变化和生态环境变化等都使得卫生资源的消耗比例呈急剧上升的趋势,给健康扶贫的实施带来新的挑战。因此,相关部门应继续加强在公共卫生与疾病预防方面的工作力度,在贫困前端遏制因病致贫风险。

(三)贫困地区卫生资源及政策的碎片化问题依然突出

目前贫困地区健康扶贫资源整合不到位,医疗扶贫资源"碎片化"的问题较为突出。医疗保障体系还存在资源分散、程序烦琐、职责不清、协调不足等问题。针对防止贫困人口返贫的"预防—治疗—保障"长效机制函待完善。

从治疗的角度来看，一方面，作为居民健康的"守门人"，家庭医生提供健康服务时，还需要上级医疗卫生机构在技术上予以支持。但是目前基层和上级医疗机构之间的关系仍未由竞争转为协作，因此部分农村居民超出基本卫生服务的需求或个性化的医疗需求无法在基层得到及时满足，如出现急诊或疑难病症无法享有连续性转诊服务。受贫困地区医疗条件限制，家庭医生在对农村贫困人口创建或开展健康评估、康复指导、家庭病床服务、家庭护理、中医药"治未病"服务和远程健康监测等方面的工作仍存在困难。另一方面，疾病治疗的其他支持性政策也有待完善和有效衔接，如旨在控制药品费用、降低药品价格的基本药物制度和药品集中招标采购的实施，由于部分地方配套措施未及时完善与跟进，出现利益关系不畅的问题，导致一些基本药品的使用受到限制。药品供应保障体系的缺陷在一定程度上削弱了基层医疗卫生机构的服务供给能力。

从保障制度设计来看，由于医疗保险涉及的关系十分复杂，当涉及政府、医疗机构、社保机构以及患者个人等多方之间复杂的权利和义务关系时，各主体之间缺乏统一协调的价值取向，难以兼顾各方主体的利益并对各利益主体形成一种制衡机制，进而导致医疗保障体系出现资源分散、程序烦琐和职责不清等问题。

从信息化体系建设而言，基层医疗机构对信息化的重视程度较弱，未从长远和整体上规划完善信息化体系，这使得医疗机构和人社、扶贫办、民政部门、保险经办机构等的信息对接出现阻碍，信息系统相对零散，缺乏统一规划，信息管理水平较低，无法实现现有和新增业务需求的有效对接，进而影响健康扶贫政策及时落实到位。其中两方面问题尤为突出：一是建档立卡贫困患者异地就医时的费用结算操作难度较大；二是长期居住在规定区域外患者，办理转诊转院的手续较为烦琐、缺乏规范化工作程序。

本章小结

　　1949 年以来，我国的反贫困政策大体经历了救济式扶贫、体制改革带动脱贫、以县为单位的扶贫开发、以村为单位的扶贫开发、以个体为单位的精准扶贫五个阶段。基于传统合作医疗制度形成的农村合作医疗制度与三级医疗预防保健网、赤脚医生共同形成了我国卫生革命的三大法宝，体现着我国卫生政策的重要变革。我国基本医疗保险制度、新型农村合作医疗制度、医疗救助制度和城镇居民基本医疗保险制度的依次建立与完善标志着我国社会医疗保障制度基本建成；2016 年城乡居民基本医疗保险制度的建立代表我国城乡医疗保障制度的一体化正在逐步实现。随着因病致贫、因病返贫成为当前首位致贫因素，针对建档立卡贫困人口的健康扶贫被摆在脱贫攻坚战重要战略高度。基于"健康扶贫工程"计划，我国现行健康扶贫政策可概括如下：实施先诊疗后付费、病种分类集中救治和慢病签约管理政策以确保贫困人口看得上病；构建多层次医疗保障体系并制定对贫困患者的倾斜政策、实施医疗费用"一站式"结算以确保贫困人口看得起病；加强贫困地区医疗卫生基础设施与人才队伍建设、推进三级医院与贫困县县级医院对口帮扶以确保贫困人口看得好病；重点关注贫困地区妇女儿童健康、加强传染病和地方病防控以及健康促进工作以确保贫困人口少生病。据已有统计数据，我国整体扶贫减贫工作取得巨大成绩，而健康扶贫获得的显著工作成效在其中发挥了关键作用。从既往工作实施情况、已有文献研究来看，我国健康扶贫工作还存在不少薄弱环节，依然面临新挑战，包括贫困人群保障水平的可持续性面临挑战、医疗卫生机构服务能力与健康需求依然不匹配、贫困地区卫生资源及政策的碎片化问题依然突出。基于本章对我国健康贫困及脆弱性治理实践的阐述，下一章将具体介绍国外健康贫困脆弱性治理策略，以为后文设计农村老年人家庭健康贫困脆弱性治理方案提供经验借鉴。

第五章　健康贫困脆弱性治理的
国际经验

　　虽然随着科技的进步，全世界物质财富都得到了极大的丰富，甚至在全球部分地区已经消除了绝对贫困，但是由于全球经济发展的不均衡，在一些经济欠发达地区绝对贫困依然存在，而在发达地区相对贫困现象则更为突出。在实际的反贫困政策实践中，由于各国的社会经济环境存在较大的差异，所采取的反贫困政策也各不相同。

　　前文梳理和分析了我国健康贫困及脆弱性治理实践，然而应对贫困是世界各国需要面对的共同主题，世界上其他国家在本国反贫减贫事业上取得的显著成绩、积累的成功工作经验也值得我们加以研究与借鉴。因此，本章将结合健康贫困脆弱性治理的国际经验，首先，分别介绍几个代表性发达国家和发展中国家整体的反贫困政策策略的变革与发展；在此基础上详细梳理其在健康贫困及脆弱性治理方面的策略与经验；其次，对其他发达国家和发展中国家健康贫困及脆弱性治理工作上的典型经验做一介绍；最后，基于做法策略与工作经验的梳理及分析，总结提出对我国健康贫困及脆弱性治理工作的启示。

第一节　发达国家健康贫困及脆弱性治理经验

　　发达国家的贫困问题主要表现为相对贫困。其贫困人群具有一定的特征：一是发达国家贫困人口的生存条件远远优于发展中国家，在人口流动较为频繁的情况下，发达国家贫困问题发生的一个重要原因是失业，其贫困人口主要集中在城市地区；二是从人口的分布状况看，发达国家的贫困人口带有一定的种族、性别和年龄特征，通常包括易受社会经济结构影响的老年人、失业者、妇女和儿童、低工资收入者、家庭收入减少者、乡村居民和移民七类社会成员，他们被划归为低收入者或贫困群体，是政府反贫困政策的主要帮助对象。

虽然发达国家的贫困人群存在上述共性，但发达国家对于贫困人群的治理政策又各有不同，例如美国强调自由主义和个人主义认为，"贫富是自己的事情，政府不应对此进行干预"，因此美国除对少数弱势群体如老人、儿童、残疾人进行特殊补助外，对于其他贫困者，多采取扩大就业的反贫困政策，鼓励贫困人群积极就业以改善贫困状况。而欧洲各国受《贝弗里奇报告》中"主张建立一套综合性的社会保障制度"的影响，则是通过建立广覆盖的社会福利制度来为每位社会成员提供基本的生活保障。尽管发达国家在贫困（包括健康贫困）治理的政策制度上存在差异性，但是其在本国反贫困工作上取得的显著成绩有目共睹，值得对其贫困治理的做法策略与工作经验进行梳理研究。

本节将分别从 4 个代表性发达国家——美国、德国、日本和加拿大着手，首先对其本国整体的反贫困政策策略进行介绍，在此基础上详细梳理其在健康贫困及脆弱性治理方面的策略与经验，接着对瑞典、英国和法国等其他国家健康贫困及脆弱性治理的典型经验做介绍。

一　商业化保障代表：美国

（一）国家反贫困策略

受到价值观念的影响，美国政府认为减贫的主要目的是维系社会稳定发展，并将致贫的主要原因归为外部因素与内在因素，外部因素指的是社会结构以及种族文化等级的分布不均；而内在因素则是指个人的文化和能力限制。因此美国政府在开展减贫工作时，更加注重对减贫措施的系统设计，开展以补救和惠普形式为主的减贫工作以维护社会稳定。普惠形式是对贫困人群实施全面性福利措施，而补救形式是对发生严重贫困问题的社会人员采取及时救助措施。[①]

为了缓解国家贫困状况、降低国民整体贫困率，美国政府制定了贫困家庭临时救助、补充营养援助、补充保障收入以及医疗救助等反贫困政策。在减贫政策的设计上，更加注重效率优先的理念，坚持减贫政策以市场为导向，注重发挥市场在资源配置中的作用；而在缓贫政策的制定上，以家计调查作为贫困政策制定的基础与前提，实施帮扶救助的最重要目标是促使有劳动能力的穷人获得就业机会、找到工作、实现自立，而非仅仅提供经济层面的救助。

20 世纪 60 年代，美国政府在全国范围内开展了全面的反贫困行动计划，提出的口号是"向贫困开战"。反贫困的措施以 1964 年通过的《经济机会法》为基本指导思想，该法案确定了贫困人口"最大化参与"的原则，认为解决贫困不仅仅是收入再分配，而是突出体现为提供工作和工作培训，通过教育和培训的方式改造低收入者，使他们脱贫。该法案提出的反贫困计划包括以下六个方面：一是青年计划，包括工作队、工作和培训计划、居民点青年队、勤工俭学计划；二是城市和农村社区行动计划，包括居民点服务、就业援助、教育、住房、居民点医疗中心、家庭、法律服务等；三是农村地区反贫困计划，授权建立机构对农业生产进行拨款和贷款，对移民、季节性农业工人和他们的家庭提供援助，对奶制品牧场主进行补偿支付等；四是就业和投资刺激，通过小企业管理局以贷款、资助的方式促进中小企业发展；五是扩大了由卫生、教育和福利部管理的"扶养未成年儿童家庭"的公共援助计划；六是公共援助项目的收入管理，通过改变计算收入的方法，建立公共援助的资格申请制度来修正社会保障法。

具体策略包括[②]：（1）调节税收制度，缩小贫富差距（通过实行

① 李颖等：《世界典型国家减贫经验及对我国的启示》，《乡村科技》2019 年第13 期。
② 姚毅：《中国城乡贫困动态演化的理论与实证研究》，博士学位论文，西南财经大学，2010 年。

累进税和高额遗产税遏制财富代际传递、缩小贫富差距)。(2)开展对贫困家庭学生的教育资助项目,包括"抢先行动"项目(为避免贫困家庭学龄前儿童受到不良条件制约失去受教育机会,资助其提早入学)、"向上跳跃"项目(为鼓励贫困学生进行大学教育,资助其进行生活体验)、"发掘天才"计划(资助天资聪颖的贫困学生继续学业深造),以增加其人力资本存量;通过地方政府和社区为贫困家庭学生的技能培训提供支撑,如设立技能培训中心对"问题青少年"进行两年的教育和技能培训。(3)旨在发挥社会资本网络多方力量,提高贫困者的社会资本存量,具体表现为宗教团体对贫困群体社会资本形成的积极影响,"反歧视行动"政府计划对缓解社会排斥问题的推动作用以及社区组织成为贫困群体社会资本构建的重要场所(既为贫困群体提供教育、医疗等保障服务,又帮助贫困群体与其他成员之间形成参与和信任关系、建立良好社会关系网络)。(4)增强贫困群体就业动机,减少贫困群体福利依赖(在全面减少福利开支的同时,大幅降低个人所得税以刺激失业者放弃免费福利,提升其就业动机)。

此外,美国政府还不断制订和完善针对老年人的经济保障计划,包括联邦政府老年、遗属和残疾保险计划、补充收入保障计划以及企业补充保险计划。① 尤其是补充收入保障计划,其在预防老年人陷入经济贫困方面起着至关重要的作用;该计划为那些没有被联邦保险计划覆盖的群体,或者所获的联邦保险待遇水平难以维持最低生活需求的人们提供了最后一道安全有效的防护措施。

(二)健康贫困及脆弱性治理策略

众所周知,美国是一个市场经济高度发达的国家,构建的是以商业性医疗保险制度为主体、社会医疗保险制度为补充的医疗保障体系。因此,贫困人口由于自身收入低、身体健康状况差等因素往往被排斥在体系之外。1935 年《社会保障法》的颁布标志着美国社会保

---

① 黄莉莎:《中国农村老年多维贫困测度及致贫因素分析》,硕士学位论文,浙江财经大学,2018 年。

障制度的正式建立。美国社会医疗保险主要是 1965 年在全国范围内实施的以老年人为对象的医疗照顾制度和以贫困者为对象的医疗救助制度。其主管机构分别为美国医疗保险与医疗救助服务中心，都是健康与人类服务部下属的分支机构。

医疗照顾保险制度是美国联邦政府为 65 岁及以上老年人、不足 65 岁但长期残障的人士，或者是永久性肾脏衰竭患者提供的政府医疗保险，包括医院保险、补充医疗保险两部分。前者的资金来源于社会保障工资税的一部分；后者的资金 25% 筹自申请人的投保金，剩余 75% 由政府一般收入解决。保障范围包括大部分门诊及住院医疗费，受益人群约占美国人口的 17%。医疗照顾保险的医院保险部分是强制性的，所需资金通过政府征收的工薪税来筹集，所有雇主和雇员需要分别缴纳工资收入的 1.45% 用于支付医院保险。如果低收入的老年人实在无力承担医保的自付费用，美国政府允许其同时申请医疗补助。

医疗救助制度是由联邦政府和州政府共同出资，为穷人或残疾人提供医疗经济补助的制度。该制度的具体运作由各州政府进行，制度执行情况的跟踪监督由美国医疗保障署负责。除了本国公民，访问者、旅游者所生子女以及在美国本土遭受重大医疗事件的人群等也可申请医疗救助，[①] 其覆盖范围由联邦政府和州政府共同决定。联邦政府规定了强制覆盖的人群：社会援助计划（援助有抚养孩子负担的家庭计划）和补充保障收入计划的受益者；孩子未满 6 岁、家庭收入处于联邦贫困线 133% 以下的家庭。各州在此基础上可以根据情况灵活控制受益人群范围，包括特定收入标准以下或有较大医疗开支或接受机构护理的老人、盲人等。医疗救助制度的医疗服务项目包也包括必备和可选两种形式。联邦政府要求各州必须提供的服务主要包括住院服务、门诊、急救室服务、其他化验室服务和 X 光、21 岁以下少年儿童的早期和定期检查诊断和治疗服务、内科医生服务、牙科医生服

---

① 唐政洪：《美国社会的救助和福利政策》，《中国民政》2016 年第 10 期。

务、居家护理服务等。此外，各州或多或少都会额外提供一些可选医疗服务项目，主要包括处方药品、职业病和物理治疗、康复治疗、临终关怀等。

基于医疗补助框架，美国建立了长期照护体系，加强养老社区的建设及其与医院、专业护理机构的合作以满足老年人多方面的需求。[①]在这之中，持续照料退休社区发展较为成熟，它是一个在老年居住者服务需求不断变化时，也能全面为其提供住房、生活照料和医疗保健服务的组织。与其他养老社区相比，其最大的特点是能在同一园区内为老年居住者提供其因身体健康状况变化而需要的不同等级的照护，并确保其在接受服务过程中可以维持原来同家人、朋友的社会关系网络，在熟悉的环境中生活，从而避免了频繁更换居住场所给老年人带来的心理和身体上的影响。

二　社会保障体系代表：德国

（一）国家反贫困策略

德国是世界上第一个建立现代社会保障制度的国家，其健全的社会保障体制一直是很多国家效仿的对象。德国的社会保险体系建立在"社会团结原则"的基础之上，即认为政府有责任向所有市民提供广泛的社会保险利益，包括卫生保健、失业保险、残障补助、生育保险和灾害救济等形式的社会福利。

德国完善的社会保障制度对促进其社会稳定与发展起到了重要作用，但近年来，贫困问题也成为其社会关注的焦点。德国将贫困人群视作"因经济拮据而被社会抛弃"[②]的人群，"经济拮据"即贫困，"被社会抛弃"是指受到社会的排斥。按照欧盟的标准，对于贫困的衡量，是与"贫困风险率"挂钩，即一个成年人的收入低于居民可

---

① 黄莉莎：《中国农村老年多维贫困测度及致贫因素分析》，硕士学位论文，浙江财经大学，2018 年。

② Dorothee Spannagel, Jan Behringer, Sebastian Gechert and Philipp Poppitz, "Soziale Ungleichheit: Ausmass Entwicklung Folgen", *WSI-Report*, No. 6, 2016.

支配收入中位数的 60%。除了这一以收入为衡量条件的标准外，欧盟还引入了另外两个判定"贫困"或者"受社会排斥"的标准，即"就业程度很低的家庭"和"巨大的物质匮乏"。当出现"贫困风险""巨大的物质匮乏""就业程度很低的家庭"中的一种或多种情况时，即可被视为"贫困"或"被社会排斥"。①② "就业程度很低的家庭"是指在一个家庭中，拥有劳动能力的家庭成员实际就业程度少于其 20% 的可能就业程度；"巨大的物质匮乏"通过 9 个指标来衡量，包括无法及时支付房租或日常账单、无法使房屋达到适宜的供暖温度、出于自身经济条件无法承担一定额度的意料外支出、每两天内无法享用一顿荤菜或与之等价的蔬菜、一年中无法在所居地以外的地方度假一周、出于经济原因家中没有私人汽车、出于经济原因家中没有彩色电视以及出于经济原因家中没有电话，当出现其中 4 种或以上情况时，即可被视为"巨大的物质匮乏"。

据德国平等福利联合会发布的《2018 年德国贫困报告》③，德国目前的贫困人口约 1400 万，占全部人口的 1/6，以 16.8% 的贫困率达到了两德统一以来的最高峰，且 70% 的国民认为贫困是当今德国社会的一个重要问题。④⑤ 而在这之中，老年人与儿童为贫困的两类高风险人群。数据显示，2017 年，儿童和老人的贫困风险率分别为 20.4% 和 14.6%⑥，且老年人的贫困比率达到 17.7%（综合"贫困风险率""巨大的物质匮乏"和"劳动参与程度很低的家庭"三个判定标准计算得到）。因此，贫困儿童的健康和教育救助、因病致贫老

---

① für Deutschland V. , "Statistisches Bundesamt", *Gesundheitsberichterstattung des Bundes Stuttgart*, 2011.
② 潘亚玲、杨阳：《德国"新贫困"问题研究》，《当代世界社会主义问题》2019 年第 3 期。
③ Der Paritatische Gesamtverband, "Wer die Armen sind", *Der Paritatische Armutsbericht*, 2018.
④ Statista, "Ist Armut in Deutschland heutzutage ein（sehr）großes Problem?", 1996.
⑤ 潘亚玲、杨阳：《德国"新贫困"问题研究》，《当代世界社会主义问题》2019 年第 3 期。
⑥ Statista, *Armutsgefährdungsquote in Deutschland nach Alter im Jahr*, 2017.

年人的救助是德国两项重要的救助工作。

德国于 1993 年开始推行社会救助制度的整体结构改革，将过去全国统一的社会救助制度拆分为几个不同的社会救助制度，包括儿童社会救助、老年人及失能人士社会救助及求职人员社会救助等，且主要通过金钱、实物和服务三种方式给予生活救助和特殊救助，为贫困老年人和贫困儿童救助奠定了全新的坚实基础。为缓解贫困儿童的教育难问题、平衡家庭教育和培育子女的巨大经济负担，德国颁布了《联邦子女补助金法》，对有抚养义务者给予子女补贴，并将教育救助作为特殊扶助措施列入"联邦社会救助法"。

而针对贫困老年人，由于高昂的专业护理费用已成为德国老年人口致贫的重要诱因，贫困老年人的护理保险制度得以建立和不断完善。且政府建立和不断健全养老保障和社会救助制度，为贫困老年人群提供了补助与帮扶。德国的养老保障体系包含三层次模式[1]：第一层次是基本养老保险，包括法定养老保险、农民养老保险、特定职业的养老保险和个人自愿参加的"吕鲁普养老金"；第二层次是补充养老保险，除企业年金外，还有自愿参加的"里斯特养老金"；第三层次是传统的个人储蓄型养老保险。其中，享受政府较高税收优惠和补贴的"吕鲁普养老金"和"里斯特养老金"，对低收入老年群体起到了正向保障作用。而德国的社会救助作为一种"补缺型"制度，为那些没有足够资格获得社会保险收入的群体或特殊困难人群提供了基本日常生活补助、必要的社会文化精神生活支持，以及政府代缴的医疗保险和护理保险费用。

此外，在降低老年精神和社会参与贫困方面，德国采取的是互助服务的方式。例如，通过当地政府和福利机构合资建造"老人之家"使独居老人既可以不为家务所累，也可以结识同伴，互相照顾，减少了孤独；通过与一些既要工作又要照顾孩子的单亲父母组建一个临时

---

[1]　黄莉莎：《中国农村老年多维贫困测度及致贫因素分析》，硕士学位论文，浙江财经大学，2018 年。

"家庭"，互补互助，此举在降低老年精神贫困发生率的同时，也解决了儿童照看问题。

（二）健康贫困及脆弱性治理策略

德国的医疗保障制度体系包括法定医疗保险、法定护理保险、私人医疗保险和针对特定人群的福利型医疗保障制度，如享受工伤保险待遇和社会救济对象、战争受害者、公务员、警察和联邦国防军等的医疗保障制度。

1883 年颁布的《医疗保险法》标志着德国医疗保险制度的正式建立，之后的一百多年，德国政府为了应对不断增长的医疗保险费用和公民的医疗服务需求，相继出台了一系列改革法案。其中 2007 年颁布的《法定医疗保险——竞争加强法》（GKV-W SG，以下简称《加强法》），标志着德国正式建立覆盖全体国民的医疗保险制度。法定社会医疗保险制度是国家通过立法形式强制实施，由雇主和雇员按一定比例缴纳保险费，建立社会保险基金，用于雇员及家属看病就医的一种医疗保险制度。[1] 参保人的缴费水平同其收入水平挂钩，但所享受的服务水平并无差异，即高收入者多缴低收入者少缴，但所有参保人都有权获得同等的保险服务。这样的制度设计实现了高收入者与低收入者、高风险者与低风险者、年轻人群与中老年人群、健康人群与患病人群的互助共济，充分体现出德国医疗保险制度公平性的特点。针对农民，其按照自己的经济能力缴纳一定的医疗保险费，且医疗保险机构依据收入替代标准为其制定了 20 个保险费等级[2]，并且明确了每一个等级应缴纳的保险费数额，规定最高保险费数额不得低于最低保险费数额的 6 倍。同时，联邦政府制定了"农民医疗保险法"，以为农民提供医疗保险津贴补助、减轻其负担。

与美国以市场为导向的医疗救助制度相比，德国的医疗救助制度

---

① 周绿林等：《医疗保险学》，科学技术出版社 2006 年版。
② 周振、谢家智：《国外农村社会保障制度比较及对重庆的启示》，《重庆社会科学》2007 年第 12 期。

是法定的社会医疗保险救助制度。其未独立建制，而是在医疗保险制度下运行，主要资助贫困人口参加强制医疗保险计划，并在其就医时减免自付费用，解决其医疗需求问题，与生活救助、住房津贴等制度共同保障每位公民的生存需求，并确保其在社交中获得足够的尊严。①德国的医疗救助资金主要来源于政府公共财政，其中，联邦政府承担25％，市级政府承担75％。在德国法定社会医疗保险制度的模式下，政府根据家庭收入和医疗费用的支出来确定医疗救助对象，主要包括低收入的贫困人口和因巨额医疗费用支出而陷入困境的家庭；高龄、残疾、生育等特殊人群也可以获得医疗救助。相较对一般低收入家庭和特殊困难家庭的救助标准，对高龄、残疾、生育等特殊需求者的要高50％。同时，政府对医疗救助的对象实施动态管理，根据受助者的个人及家庭收入状况、健康水平状况来做出适时调整，一旦投保人的收入超过一定水平，就将其从原来的救助名单中排除；对受助者通过弄虚作假方式获得的救助金必须收回。②

　　德国1995年1月1日实施的《护理保险法》，明确长期护理保险成为独立的强制性社会保险，且由国家、雇主和雇员共同承担保险资金。自此，德国成为世界上第一个建立长期护理保险制度的国家，这一制度也成为德国社会保障体制中与失业保险、医疗保险、事故保险和退休保险并行的第五大支柱。德国国民对于通过立法确立长期护理保险制度的做法普遍认可，认为国家应该在需要的时候承担必要的社会福利责任，通过全社会的投入（共同缴纳护理保险费）来减轻个人及其家庭的负担，从而减少贫困，而不是将这些责任完全推给个人。德国的长期护理保险虽然不是直接作为反贫困措施提出的，但通过这一保险使老年人的护理得到了制度的保障，尤其是那些贫困老年人的护理，从而缓解了此前很多退休老人因须支付昂贵护理费用而陷

---

　　① 李志明、邢梓琳：《德国的社会救助制度》，《中国民政》2014年第10期。
　　② 曲耀稼：《山西省城市贫困人口医疗救助问题研究》，硕士学位论文，山西财经大学，2018年。

入贫困的问题。由于德国法定医疗保险和老年护理保险基本覆盖了社会各个阶层的成员，大大降低了中低收入者在年老或残病时所需的护理服务费用支出，因而极大地保障了老年人，特别是低收入老年人的退休生活质量。

三 超高龄化社会代表：日本

（一）国家反贫困策略

作为一个"人多、山多、地不多"的国家，日本在贫困上的主要表现为[1]：（1）以相对贫困为主，单身妇女贫困率较高；（2）深受自然与历史因素影响，区域贫困问题尤为突出；（3）国民收入差距扩大，贫富两极分化明显。因此，针对其贫困现状，政府分别从农业、就业、社会保障及贫困地区开发等方面采取了多元化的减贫措施。[2]

1. 由于日本农业发展成本高、收入低成为趋势，年轻劳动力无心务农，青壮年农民数量骤减，农村农民老龄化严重。且随着大量农民涌入城市，耕地抛荒、撂荒现象严重，农业发展更加衰败，农村贫困问题不断加剧。为此，政府一方面提高农产品的收购价格，采用安定基金及差额补贴的方法增加对农业的补贴，并完善农业保险；另一方面推进农地规模化，鼓励农户自立经营，培养新型农业经营体。

2. 日本老龄化现象严重，劳动力供给不足，且女性贫困的问题也非常明显。女性贫困在很大程度上加重了家庭的贫困，家庭的贫困又导致子女缺乏教育，从而导致贫困的代际传递。为此，政府加强就业保障，实现老年人再就业；通过与企业合作，为妇女及老年人提供免费的培训和教育，包括职业技能培训、讲座以及职业生涯规划和策略咨询服务等，旨在提高其就业能力。

3. 日本于20世纪70年代基本确立了现代社会保障体系，为生活陷入困境的国民提供最低的生活保障。首先，对国民普及公共年

---

① 王志章、郝蕾：《日本反贫困的实践及其启示》，《世界农业》2019年第6期。
② 同上。

金；其次，扩大救助规模，细化救助体系；最后，完善社会福利制度与社会保险制度（一是通过减少医疗保险缴费、65 岁以上护理保险费用、降低医疗费用自付金额、扩大年金和医疗保险适用范围，来全面保障低收入群体的基本生活，二是为失业人员提供劳动保障和收入保障）。

4. 加大对贫困地区开发力度，结合国内经济发展实际情况，采取有效的区域经济政策和产业政策，推动贫困地区经济发展，缓解区域贫困问题。首先，加大金融支持，改善基础设施建设；其次，因地制宜，调整产业结构；最后，制定法律引导，建立机构专职管理。

此外，为缓解老人精神及社会参与贫困，还实施了以下措施①：一是建立老人福利中心和老人休憩之家，使老人免费或低价享受休闲娱乐、讲座、训练等服务，帮助其拥有更多的精神寄托和社会参与途径；二是建立老人修养之家，以提供宜人的场所帮助老人疗养康复；三是鼓励老人积极参与绘画、唱歌、手工艺等各类技艺的学习，帮助其实现自我价值；四是依托老人职业介绍所，帮助老人实现再就业，从而增进其尊严和自我价值获得感。

（二）健康贫困及脆弱性治理策略

日本于 1961 年就已成为世界上第四个实现全民医保的国家。② 日本的医疗保险制度是一种强制性的保险制度（规定年满 20 岁的日本国民都要加入），由"健康保险"和"国民健康保险"构成。其中，健康保险有两种模式，即政府管理的健康保险模式和社团管理的健康保险模式。前者的被保险人为中小企业及日工劳动者，后者的被保险人为大企业职员（包括职工家属）。而国民健康保险是针对不享受职工保险的一般国民，包括农民、退休工人及个体经营者。

针对国民因患大病而导致家庭发生灾难性卫生支出的问题，1973

---

① 黄莉莎：《中国农村老年多维贫困测度及致贫因素分析》，硕士学位论文，浙江财经大学，2018 年。

② 吴显华：《国内外农村医疗保障的政府规制比较分析》，《医学与哲学》（人文社会医学版）2008 年第 1 期。

年，日本政府创设了高额疗养费制度。① 高额疗养费制度即当患者发生大额医疗费用时，只需在医院结算窗口支付自己应付的给付限额，然后由医院向医疗保险经办机构提出申请给付高额医疗费用，由保险者按月向医疗机构进行偿还，由此减轻患者的医疗费用负担。高额疗养费制度的保障对象是全体国民，其补偿模式采用自付封顶的方式，设置支付限额，以年龄和收入为维度，将被保险者分为未满70岁及70岁以上的两类人群，并进行收入等级的划分，将两部分人群按不同的收入水平分为5个层次，使自付封顶额与收入水平相对应。此外，政府为了进一步减轻患者的医疗费用负担，还实施了"家庭合算"及"多回合算"政策。2017年，厚生省劳动保险局对高额疗养费制度中的国民收入等级、自付封顶额标准做了部分调整，以进一步减轻国民的大病自付医疗费用负担。

四 高福利制度代表：加拿大

（一）国家反贫困策略

作为一个高福利国家，加拿大应对贫困问题主要从解决风险人群的需求入手，以构建"福利国家"为起点，同时以社会公正为目标，既防止贫富两极分化，也绝不搞平均主义，具体措施包括以工作福利取代社会救济，鼓励全民积极参与福利建设，并通过完善失业保险、教育和健康服务等一系列福利改革实现公民社会权力的制度化。这些措施既可避免公民对社会福利的过分依赖，也有利于推进公民社会权利的实现。

加拿大政府在经济方面为老年人提供的保障，主要包括老年收入保障金计划和加拿大养老金计划。老年收入保障金计划，即加拿大的非缴费型老年保障计划，主要包括普惠制的基本养老金、家计调查型的保证收入补贴计划和津贴计划；养老金计划是一种政府强制性的劳

---

① 姜学夫：《城乡居民大病保险补偿方案优化研究》，硕士学位论文，上海师范大学，2019年。

动养老保障计划，主要面向年满 18 岁以上的劳动者，在工作期间内由企业和个人按照雇员工资的一定比例共同缴纳养老保险费。

在降低老年群体陷入社会参与贫困的方面，政府主要通过社区支持的方式。一是帮助有能力的老年人重新参与就业，鼓励老人终身学习，使老年人能够继续在社会上发光发热；二是倡导各类社会组织开展社区服务，为老人提供各种社交、娱乐、运动的机会，优化便于老年人出行的交通服务；三是开展更多社会福利服务，诸如老年文化艺术，以及心理健康咨询指导、预防跌倒等健康保健类服务。

（二）健康贫困及脆弱性治理策略

加拿大医疗保险制度主要由三部分构成：公共卫生保健、医疗救助和私人医疗保险。其中公共卫生保健对象为全民，资金来源于联邦和省政府的税收支付。医疗救助对象为 65 岁及以上老人及贫困人口，享有免费药品及长期护理服务，资金来源于政府预算。私人医疗保险，也称为补充医疗保险，采取自愿投保形式，资金来源于雇主，提供的医疗服务包括政府公共保健服务不提供的项目，如牙科、处方药等。

公共卫生保健包括日常生活需要的家庭医生和专科医生门诊、医院医疗服务、住院、手术、住院期间使用的处方药、必要的医学化验检查和医疗用品、母婴保健、牙科急诊以及免疫预防等医疗服务。通常低收入者和 65 岁以上老年人可以免费参加公共卫生保健，并且能够获得额外的免费医疗服务，如报销处方药、牙医和眼科医生服务、康复治疗以及康复设备等的费用。加拿大公共卫生保健的费用没有上限规定，只要病情需要，病人可以得到全面的治疗。凡属公共卫生保健范畴的医疗服务，医院和医生不直接向病人收费，而是由政府直接支付给相关医疗机构。

补充医疗保险一般不保障公共卫生保健所覆盖的医疗服务，个人必须在参加加拿大公共卫生保健保险后才可以申请补充医疗保险。补充保险的保障范围包括牙科、处方药、康复治疗、家庭护理、救护车、私立医院诊所、私人/半私人病房等公共卫生保健以外的医疗服务。

此外，在健康保障方面，为帮助老年人维护其身体健康和生活独立性制订并实施了多种计划，且大部分由政府资助。除了国家医疗保险计划所规定的公费医疗项目，各省和地方政府还为年满65周岁的老年人提供额外的公费医疗服务，包括凭处方购买药物、牙医和眼医服务、足病医生和按摩师等。同时，对于因患慢性疾病或身体残疾而生活不能自理的老年人，政府还为其提供长期护理保障。

五　其他国家健康贫困及脆弱性治理经验

（一）瑞典

瑞典的社会福利制度包括众多社会保障服务，除了年金保险、医疗保险、失业与工伤保险等，还包括社会救济、教育及住房补贴等项目，民众承担社会保险费较小的比重，国家和企业承担较大的比重是其典型特征。这使得瑞典成为社会福利制度最完善、最为典型的国家，具有一整套健全的社会高福利制度。

作为社会福利制度的重要组成部分，瑞典的医疗保健福利内容繁多，覆盖广泛，由病假工资福利、药品补贴福利等构成。这些类目大致可以分为两类[1]：一类是医疗福利，即为全体瑞典公民及外籍人员（在瑞典居住一年以上，且申请了全国通用的医疗卡）提供免费或者接近免费的优质快捷高效的医疗服务；二类是现金补贴制度，是指对于从事有报酬工作的患者，若因病造成收入损失将享有一定的补贴政策。持全国通用的医疗卡，就可选择一位属于自己的家庭医生，生病时首先与家庭医生联系，由家庭医生诊断并推荐到相应的诊所治疗；也可以不通过家庭医生，生病时直接与所处的社区医疗保障中心联系。瑞典每个社区都配有设施齐全的医疗保健中心，每天至少有七八名医生坐诊，确保能快速高效地处理一般病情。此外，对于失业者、

---

① 单媛媛：《论瑞典社会福利制度及其对完善我国社会保障制度的启示》，硕士学位论文，南京财经大学，2016年。

自营劳动者、学生、在国外患病者等特殊群体，也都附有相应的医疗保障福利制度。

为保障老年人的医疗照护服务需求，政府根据老人疾病特点及自理程度不同设置了不同层级和类别的医疗服务制度，主要分为初级医疗保健、省市级卫生保健和医疗机构服务。[①] 并建立老年护理制度，由专业护理人员免费提供医疗和家政两方面服务，保障老年群体日常生活照料。对于有特殊需要的老人，监护部门还会通过报警器进行实时监测。

为防止老年群体出现生活需求和精神需求上的贫困，一方面不断完善老年公寓制度，健全设施设备，为老人提供妥善的生活服务和医疗服务。在日常生活方面，老人可以根据自身能力选择衣食自理或者上门服务；在医疗护理方面，有专业医护人员制定针对性的治疗方案，并定时上门提供相应的治疗服务，从而老人既有自己的独立空间，又方便同龄老人之间的交往、娱乐，减少孤独感。另一方面形成了较为完善的临终关怀制度，在病危之际，有专业人员随时守护，帮助老人尽可能减少病痛折磨，心理上得到慰藉和支持，克服恐惧和不安，使其在生命即将结束时，仍能够感受到体面和尊严，从容、平和地面对死亡。

（二）英国

英国1946年《国民健康服务法》规定，无论劳动者还是非劳动者，无论个人支付能力的大小，都可以得到免费的全方位医疗服务。英国的全民医保体系主要由国民医疗服务制度、社会医疗救助制度和私人医疗保险制度三部分组成。[②] 其中，国民医疗服务制度是为全体居民免费提供基本医疗服务项目，其卫生保健费用占总费用的90%以上；全国绝大多数的公立医院、医师、护士均按合同受雇于国民医

---

① 黄莉莎：《中国农村老年多维贫困测度及致贫因素分析》，硕士学位论文，浙江财经大学，2018年。

② 董黎明：《世界各国医疗保险制度大盘点：来自欧美日、日韩、南美的经验》，2016年10月（https://xueqiu.com/5557079529/75838557）。

疗服务系统，为居民免费提供门诊医疗、住院医疗和药品，贫困人口一般只能在国立的医疗机构接受服务。社会医疗救助制度是在国民医疗服务制度的基础上，对特殊人群（如老年人、残障人员、精神病患者和儿童）实施再救助。私人医疗保险制度可以满足居民更高层次的医疗卫生服务需求，提供那些在国民医疗服务制度下需要长期候诊的可选择项目（诸如白内障手术、骸骨移植手术、冠状动脉搭桥手术和整形手术等）。

英国社会医疗救助制度遵循的总原则[①]是：有能力承担费用者必须自己支付，没能力承担费用的可以获得救助。对于享受资助的资格条件做出了详细规定，资助数量取决于申请者的支付能力和应付费用。其中，支付能力的标准除了收入等经济指标外，还考虑居民的健康状况，需长时间在家卧床护理的患者可享受救助上限，老年人其次，其他人最低。救助形式有费用全免和部分免除两种，如果家庭有成员享受收入救助、养老金补助或待业收入津贴，则可以全部免除国民医疗服务制度相关自费费用，其他情况则部分免除。

（三）法国

法国的医疗保障体系主要由强制性基本医疗保险制度、自愿性补充医疗保险与医疗救助制度构成。由于法定基本医疗保险对患者的医疗费用补偿水平只能达到其总支出的 2/3，因此绝大多数法国居民都购买了不同形式补充医疗保险以补偿剩余 1/3 的费用。法国针对低收入人群的医疗救助制度由医疗保险普惠制度和补充医疗救助津贴构成，充分考虑了基本医疗保险制度共付给低收入人群带来的财务压力。

医疗保险普惠制度包括两个层次：一是将不属于固定就业群体的社会贫困人员，以及没有足够劳动收入缴纳社会保险费的人群都囊括到了基本医疗保险制度内，此类低收入人群无须缴纳保险费，由国家

---

① 林义：《农村社会保障的国际比较及启示研究》，中国劳动社会保障出版社 2006 年版。

财政确保他们能够享受到与就业人群平等的医疗保险权益。① 二是为
低收入人群提供免费的补充医疗保险权益，受益人无须缴纳任何自付
费用即可利用基本医疗保险补偿范围内所有项目，甚至包括固定限度
内的牙科和眼科治疗、某些医疗设备（助听器，义肢等）医疗服务。

　　法国补充医疗救助津贴制度于 2004 年 8 月 31 日创立，旨在促使
收入略高于收入上限标准的人群也能全部享有补充医疗保险。具体覆
盖对象是家庭收入略高于家庭年度收入上限至135%范围内的低收入
边缘人群，使其可以利用补充医疗救助津贴购买补充医疗保险或者提
高补充医疗保险待遇。由于补充医疗保险制度的保费与受益人年龄、
家庭人数有关，补充医疗救助津贴也根据受益人年龄和家庭人口数不
同，额度由 100 欧元到 500 欧元不等，可以支付补充医疗保险费用的
60%—70%。②

　　法国将基本医疗保险制度和针对贫困人群的医疗救助制度有效衔
接起来，通过横向和纵向的双重再分配机制为解决低收入人群医疗保
障问题提供了制度支撑，切实保障了全体居民的底线公平。数据显
示，总体上，法国卫生费用的个人自付比例只有8%。③

　　（四）韩国
　　韩国从 20 世纪 60 年代初开始致力于实现医疗保险全民覆盖的目
标，且于 1963 年通过了第一部医疗保险法。韩国医疗保障体系主要
由雇员健康保险、家庭健康保险、国家医疗救助计划和私人医疗保险
计划四项制度组成，前两项是其中的主体部分。

　　雇员健康保险覆盖范围广泛，包括企业雇员、政府公务员和私立
学校教师及其家属。家庭健康保险制度的特点在于以家庭为单位覆盖

① Barroy and Helene, et al., "Sustaining Universal Health Care Coverage in France: A Perpetual Challenge", *GE-NEVA: WHO*, 2014.

② Guthmuller S., Jusot F., Wittwer J., "Improving Takeup of Health Insurance Program a Social Experiment in France", *Journal of Human Resources*, Vol. 49, No. 1, 2014.

③ Nay and Olivier, et al., "Achieving Universal Health Coverage in France: Policy Reforms and the Challenge of Inequalities", *Lancet*, Vol. 387, No. 10034, 2016.

了个体经营者，其缴费标准根据家庭人口规模、成员性别、收入水平、年龄等因素确定。由于韩国的医疗保险制度设计中要求居民个人承担较高的自付医疗费用比例，很多居民选择了私人医疗保险计划。国家医疗救助制度是韩国医疗保障体系的基础，覆盖对象为收入较低、不能按规定缴纳保费的人员，其资金筹集模式为中央财政补贴80%，地方财政补贴20%，并由国家医疗保险公司运营和管理。①

（五）新加坡

20世纪80年代以来，新加坡政府实施了一系列医疗制度改革，形成了具有本国特点、公有制和私有制相结合、体现效率和公平双重目标、以保健储蓄计划为核心的医保模式。② 新加坡的医疗保障制度由保健储蓄计划、健保双全计划、保健基金和私人医疗保险构成。保健基金，保障对象为穷人，资金来源于政府，支付超过一定比例的医疗费用；私人医疗保险，自愿投保，个人缴费，提供重大疾病和慢性病医疗费用。

医疗保健储蓄计划于1984年开始实施，保障对象为全体居民，由雇主和雇员共同缴费，在参保者公积金账户下单独设立一个医疗储蓄账户，并以一定比例的公积金供款存入这一账户。其支付范围包括住院费用、日间外科手术和15种慢性疾病的门诊费用（一般的门诊费用不包含在内）③。

1990年实施的健保双全计划也被称为大病保险计划，是一种基于共同支付的低成本保险计划，采用自愿参加的原则，旨在补偿重大疾病或长期慢性疾病的医疗费用（这一部分是保健储蓄计划无法完全覆盖的）。为了进一步减轻民众的大病医疗费用负担，新加坡政府于2015年11月对健保双全计划进行改革。一是取消了健保双全计划只

① 乌日图：《医疗保障制度国际比较》，化学工业出版社2003年版。
② 同上。
③ Ministry of Health Singapore，"Contribution and Allocation Rates"，*Singapore：Central Provident Fund Board*，2016.

保障到 90 岁的年龄上限；二是补偿模式采用超额给付的方式，自付额及补偿限额都根据病房等级、医疗项目以及受保者的年龄进行设置，并且规定每个保单年度可索赔的上限额。① 改革后的健保双全计划较好地控制了医疗费用支出，同时更为有效地减轻了大病患者的医疗费用负担。

而那些没有保健储蓄或者储蓄金额不足以支付医疗费用的贫困人群，则可以申请保健基金计划。新加坡于 1993 年专门建立了医疗救助制度，即保健基金，旨在为没有能力负担医疗费用的穷人提供专门的医疗援助。保健基金是一种信托基金制度，由政府不定期从财政预算中向该基金拨款，对低收入者到特定医疗机构、特定等级病房的就医行为予以补贴，保障其医疗服务的可及性。②

同时，政府还采取了一系列措施以保障贫困和低收入人群，特别是老年人的养老、护理、医疗服务需求。一是依托于福利院等机构，由政府举办专为照护贫困老人的机构，为其提供养老服务（收住限制条件：是新加坡公民或获得永久居住权的居民；达到中长期照护服务收住标准；入住由卫生部资助的服务机构接受照护）。二是采用现金补贴的方式：（1）政府为低收入群体提供社区关怀援助。其中，针对低收入家庭以及因病、家庭看护责任等暂时无法工作的人员，政府给予社区关怀短中期援助。而对那些收入有限或没有收入，以及无家庭支持的年老体弱或伤残人士提供社区关怀长期援助（又称为公共援助）。这项长期援助计划，除了每月的现金津贴，受益者还可在政府综合诊所、公立医院接受免费的医疗服务，并在必要时转诊到基于社区的机构接受服务援助，如家庭帮护、日间护理中心等。（2）政府为老年人提供"临时性残疾援助计划"。临时性残疾援助计划是一项专门为那些无资格加入新加坡乐龄保健计划的穷人和残疾老年人提供的

① Ministry of Health Singapore, "Chinese Information Booklet for the Newly Insured", *Singapore: Central Provident Fund Board*, 2015.
② 孙菊：《新加坡医疗救助制度及经验启示》，《中国卫生经济》2017 年第 8 期。

政府援助计划，其补贴的资金可用于支付护理费用、聘请外籍护理人员以及与照护服务相关的其他项目。三是通过发放床位补贴，为在机构接受各类服务的老年人提供帮扶，包括为那些患有肾病的老年人群提供社区血液透析和腹膜透析补贴。

第二节　发展中国家健康贫困及脆弱性治理经验

相较于发达国家，发展中国家的贫困问题要严峻得多。一方面体现在发展中国家的贫困人口数量及其占总人口的相对比例都远远超过发达国家；另一方面表现为发展中国家是贫困尤其是绝对贫困的主要发生地，大多数难以维持生存基本物质条件的绝对贫困人口都生活在发展中国家。

一般而言，发展中国家的贫困状况具有以下特征①：一是发展中国家普遍存在较为严重的贫富差距问题，其主要采用绝对贫困标准来界定贫困人口（甚至有相当一部分贫困人口可以称为极端贫困人口）。因而，优先解决贫困人口的温饱问题成为发展中国家反贫困的主要方向之一。二是发展中国家的贫困人口分布呈现出乡村区域集中性，乡村贫困与城市贫困并存，但以乡村贫困为主。这是由于发展中国家多是传统的农业国家，受到政治、经济、社会、文化等多方面因素的影响，农村居民收入水平一般低于同期城市居民收入水平，使得其贫困发生率也明显高于城市。三是经济增长在发展中国家反贫困中的作用远甚于收入再分配。这是因为这些地区经济落后，推动经济尤其是劳动密集型经济的高速增长，从而带动大规模就业是反贫困的首要任务。

印度、巴西、泰国等发展中国家②，在发展本国的医疗卫生事业、

---

① 姚毅：《中国城乡贫困动态演化的理论与实证研究》，博士学位论文，西南财经大学，2010年。

② 符定莹、兰礼吉：《印度、巴西和墨西哥的医疗保障制度及其对我国的启示》，《医学与哲学》2011年第10期。

解决包括农村居民在内的贫困人口的医疗问题上也取得了相当大的成就。了解这些国家医疗保障体系的发展情况，研究其包括农村医疗保障方面的成功经验，对促进我国医疗保障制度的发展具有重要意义。因此，本节将主要从印度和巴西两个与我国国情相似属性更多的发展中国家出发，首先对其本国整体的反贫困策略的变革与发展进行介绍，然后对其在健康贫困及脆弱性治理方面的具体策略与经验做进一步梳理，接着介绍泰国和越南在健康贫困及脆弱性治理工作上的典型经验。

一　农业人口大国：印度

（一）国家反贫困策略①

印度与中国同属亚洲的发展中国家，是世界排名前两位的人口大国，也处于城市化率不断提高的阶段，与中国的国情有许多相似的属性。作为农业大国，印度的农村人口约占全部人口的 3/4，而在农村还存在大量没有土地的贫困群体。印度采取的扶贫工作模式主要是提供直接救助和建立社会保障制度以"满足基本需求"②，即保障贫困人口直接享有满足生活的基本物质和服务。

针对印度的主要致贫因素（农业歉收和就业率低），政府在 20 世纪 50 年代实施了土地改革，包括废除中间人制度、改革租佃制度和规定个人土地限额，这一举措确保了贫农能够从自己的土地获得基本生活来源。1965 年，印度发起"绿色革命"，一方面加强农业生产技术改造以提高粮食产量；另一方面，探索建立信贷合作社、增设地区金融机构、提供差别利率等方式帮助农民获得贷款，为推进农业发展提供金融支持。

从 20 世纪 70 年代初开始，扶贫工作被纳入国家发展计划，扶贫

---

① 姚毅：《中国城乡贫困动态演化的理论与实证研究》，博士学位论文，西南财经大学，2010 年。

② 雷安琪、杨国涛：《中国精准扶贫政策的国际比较——基于印度、巴西扶贫政策的案例分析》，《价格理论与实践》2018 年第 12 期。

工作的基本方略得以确立①：鼓励（采用动员或赋权的方式）贫困人口主动参与经济增长过程，进而获得发展机会。同时，一系列农村减贫计划启动实施②，包括：（1）国家农村就业计划，以食品作为报酬鼓励农民在农闲期参与农村基础设施建设（简称为"工作换食品"）；（2）农村青年企业家计划，对农村青年进行教育与培训，提高其自主就业和创业的技能；（3）农业开发计划，通过提供化肥、种子、灌溉服务、农技培训等助力农民发展农业、增产增收。

此外，为推进收入再分配工作，政府也制定实施了不少制度策略。③ 一是发展公营分配制度，这是一种直接救济的方式，具体是指设立由政府控价的公营商店，然后以优惠价格向贫困群体供应基本消费品（包括小麦、大米、食糖、食用油、焦煤和煤油），以保障居民的基本生活需要。二是借助基础设施建设工程为女性贫困者和低种姓族提供就业机会，并为低种姓部落和无地劳动者修建福利住房，解决地区的饮用水安全问题。

此后，印度政府又经过几十年的努力，设立了医疗、养老等各类社会保险，构建了依托于公立医院的免费医疗体系和农村三级医疗服务体系，确保大多数国民享有社会保障服务。

（二）健康贫困及脆弱性治理策略

受到英国影响，印度政府要求在全国建立国民卫生体系，将卫生需求列为公民基本权利之一，并强调政府有责任为全体公民提供免费的卫生服务。④ 全民免费医疗制度是印度颇受认可的一项社会保障措施。印度虽属低收入国家，经济发展水平较低，但其在 1949 年宪法中明确规定：所有国民都享受免费医疗。此后，政府也一直施行扶弱

---

① 杨青青：《参与式视角下财政扶贫的研究》，硕士学位论文，中国财政科学研究院，2018 年。

② 雷安琪、杨国涛：《中国精准扶贫政策的国际比较——基于印度、巴西扶贫政策的案例分析》，《价格理论与实践》2018 年第 12 期。

③ 蓝志勇等：《印度、巴西、中国扶贫经验比较》，《人口与社会》2018 年第 3 期。

④ 曲耀稼：《山西省城市贫困人口医疗救助问题研究》，硕士学位论文，山西财经大学，2018 年。

济贫的免费医疗政策。支撑全民免费医疗制度的核心力量是政府医院，即由遍布全国的公立医院体系落实全民免费医疗制度工作，以发挥维护社会公平和救助贫弱的作用。

　　公共医疗体系、农村医疗网络和私人医疗机构共同组成印度的医疗卫生服务体系。其中，公共医疗体系和农村医疗网络负责提供免费医疗服务。在保障贫困农民享有疾病预防和治疗服务方面，公立医疗系统发挥了非常重要的作用。数据显示，贫困线以下人口选择利用公立医院住院服务的比例较高，且66%的住院服务和74%的产前服务都是在公立医院。① 考虑到印度贫困人口主要集中在农村，政府在农村地区建立健全了保健站、初级保健中心和社区保健中心，即农村医疗网络。② 印度农村医疗网络可提供的免费医疗项目包括挂号费、检查费、住院费、治疗费、急诊抢救。同时，政府还投资提供计划生育、控制传染病、免疫接种、营养改善和农村供水等公共卫生服务项目。③ 另外，方便廉价的私人医疗机构也为穷人提供了更多选择，在印度许多农村地区，私人诊所可能是当地唯一便捷的医疗机构，因此农民和贫困患者会更多地到私人诊所就诊，尤其是利用门诊治疗。

　　印度卫生筹资渠道主要来自于政府和个人。政府卫生投入包括中央、州和地方政府三级，其中，州和地方政府承担3/4，中央政府承担1/4。经费的筹资主要来自税收、非税收收入以及涵盖了雇员保险计划和中央政府保险计划两大保险的社会保险费。个人筹资部分主要通过私营健康保险、个人直接支出、非营利组织提供的保险计划等方式支付。④ 即使设计了多种筹资来源和保险计划，印度仍然是世界上卫生自付比例最高的国家之一，其全部卫生支出占 GDP 的比重仅为

---

　　① David H., Peters A. S., Yazbeck R. R., et al., "Better Health Systems for India's Poor", New York: The World Bank, 2002.

　　② 王文娟、任苒：《印度卫生系统绩效以及对我国的启示》，《卫生经济研究》2007年第1期。

　　③ 沈钰如：《印度医疗保健系统的近期改革经验》，《国外医学：医院管理分册》2001年第4期。

　　④ 李琼等：《印度医疗保障体系探析》，《保险研究》2008年第10期。

4.5%，公共卫生支出占 GDP 的比重甚至只有 0.9%，而世界上低收入、中等收入国家这两项的平均值分别为 5.6% 和 2.9%。[①]

2010 年，印度政府发起一项"国家医疗健康计划"——"莫迪医疗"，计划每年为 1 亿个贫困家庭支付高达 50 万卢比（49217 元人民币）的医院治疗费用，还将建立 24 所新医学院、拨款 60 亿卢比用于国家结核病治疗等，以提升基层医疗服务质量和提高边缘地区居民医疗服务可及性。[②]

二 拉美典型代表：巴西

（一）国家反贫困策略

巴西作为拉美第一人口大国，实现脱贫的人口数量也最大，其减贫扶贫工作所产生的政治、经济与社会影响值得引起关注。联合国拉美经济委员会最早发布的相关统计数据表明，1970 年前后，拉美地区处于贫困线以下的人口占总人口的 40% 左右。1980 年，拉美地区的贫困率达到 40.5%，并于 1990 年达到历史高点（48.4%）。到 2002 年，贫困率降为 43.9%，但贫困人口的绝对数量达到 2.25 亿。其后 10 多年，拉美贫困率与贫困人口数量大幅下降，至 2013 年贫困率降至 27.9%，贫困人口减少到 1.64 亿，其中极端贫困人口减少了3100 万。[③]

总体而言，巴西的扶贫工作以政府为主导，在社会保障、税收政策和贷款制度方面对贫困人口进行倾斜，并制定实施差异性的救助标准。同时重视农村贫困问题，从制度层面保障农村贫困人口都有土地可以耕种，激励其通过劳动创造增收机会以实现脱贫。

20 世纪 60 年代以来，巴西实施了一系列扶贫计划，表现为由一

---

① 黄晓燕、张乐：《印度公共卫生医疗体系》，《南亚研究季刊》2006 年第 4 期。

② 赵梓行：《均等化视角下印度医疗服务体系管理研究》，硕士学位论文，湘潭大学，2018 年。

③ 苏振兴：《反贫困斗争与政府治理能力——巴西案例研究》，《拉丁美洲研究》2015 年第 1 期。

开始的"发展极"策略（旨在通过在落后地区设立"发展极"带动区域脱贫，并利用"涓流效应"惠及穷人）转变为后来的收入再分配政策改革（旨在通过增加对贫困人群的直接援助，并在就业、教育、医疗等社会政策上对贫困人口给予倾斜，达到缩小贫富差距、改变社会不公的目的）。①

20 世纪 60—80 年代，基于"发展极—增长点"理论，巴西政府制定实施了一系列扶贫举措以缩小地区发展差距，解决区域贫困问题。② 第一，将首都迁至巴西利亚，以主导和创新企业聚集发展形成的经济发展中心的辐射和带动作用，推动周边和其他地区、部门的经济发展，进而使周边地区贫困人口分享到经济发展成果，缓解区域性贫困，促进脱贫减贫。第二，通过设立亚马孙自由贸易区吸引资金投入以推动亚马孙流域的经济发展。第三，开展东北部农业发展计划，实施土地再分配和农业发展信贷政策，推进东北部地区实现农业现代化。第四，实施全国一体化计划，主要是兴建高速公路，将落后地区纳入全国交通网，提高落后地区交通的便利程度。

20 世纪 90 年代中后期，巴西政府开始实施包括收入再分配政策改革在内的多元化反贫困计划。③ 一方面，对穷人进行直接转移支付，实施最低收入保障计划。另一方面，实施多样的社会援助计划，包括：（1）贫困地区家庭医疗援助计划，派出固定医疗援助队定期走访贫困家庭，提供基本医疗和公共卫生服务；（2）全国"零饥饿"计划，通过发展农业、建立廉价食堂、改善饮水卫生条件等措施保障绝对贫困人口基本生活状况；（3）可负担住房计划，投资兴建公屋，解决城市贫民住房保障问题；（4）国家识字计划，为贫困儿童和成人提供免费基础教育，并将参与该计划与享有"零饥饿计划""最低收入保障计划"政策挂钩，起到激励作用；（5）促进就业计划和首次工作

---

① 尚明佟：《巴西贫困与反贫困政策研究》，《拉丁美洲研究》2001 年第 3 期。
② 蓝志勇等：《印度、巴西、中国扶贫经验比较》，《人口与社会》2018 年第 3 期。
③ Yan K., *Poverty Alleviation in China*, Berlin Heidelberg：Springer, 2016.

计划，为创造就业机会的中小企业及自主创业的个人提供信贷优惠，建设全国青年公共和私营企业就业信息网，采取大力加强基础设施建设的方式增加青年就业机会和收入，同时通过补贴形式鼓励企业雇用首次参加工作的年轻人[1][2]，在实施一系列反贫困计划和措施之后，巴西日益严重的贫困和贫富差距问题得以改善。[3]

此外，政府从20世纪60年代开始对农村劳动者退休金问题进行探索，1988年宪法对这个问题做出原则性规定，1991年相关法律得以颁布，规定享受退休金的年龄由男女均为65岁降为男性60岁、女性55岁；退休金数额由最低工资的1/2提高到1倍最低工资；享受农村退休金者由原来只限于户主扩大到符合条件的户主配偶；申请退休金者须证明至少已有180个月的农村劳作经历。由于农村退休金领取者无须缴费，因而农村退休金计划需要由城市劳动者社保体系为其提供资金。研究数据显示，1991—1995年巴西农村退休金计划实现了30万户农村贫困家庭顺利脱贫。[4]

在教育方面，政府推行了全国最低收入保障计划（"所有孩子进学校"计划）；[5] 规定凡有学龄儿童的家庭且家庭人均收入低于1/2最低工资，由政府每月提供一定的财政补贴，确保孩子接受教育。并出台了扫盲计划，由联邦政府与市政府、非政府机构和企业签署协议，推动成人教育发展。

（二）健康贫困及脆弱性治理策略

巴西于1990年正式建立"统一医疗体系"，实行全民免费医疗。"统一医疗体系"惠及全国70%的人口，免费提供初级医疗服务。

① 蓝志勇等：《印度、巴西、中国扶贫经验比较》，《人口与社会》2018年第3期。
② 雷安琪、杨国涛：《中国精准扶贫政策的国际比较——基于印度、巴西扶贫政策的案例分析》，《价格理论与实践》2018年第12期。
③ 同上。
④ 苏振兴：《反贫困斗争与政府治理能力——巴西案例研究》，《拉丁美洲研究》2015年第1期。
⑤ 姚毅：《中国城乡贫困动态演化的理论与实证研究》，博士学位论文，西南财经大学，2010年。

此外，政府还建设了补充医疗系统（巴西卫生保健系统的第二个子系统），由自费的私立医疗机构和私立健康保险公司组成，覆盖25%—30%的国民。[①] 目前，巴西政府构建了国家卫生体系，其主要包括三个：国家公共卫生体系（免费覆盖全体公民，由公立机构举办）；混合私营体系（公民免费进入，国家财政进行转移支付，由私立机构举办和提供服务）和私人医疗体系（自愿参加，需要缴纳保险费，由私立机构举办）。患者在公立医疗机构的一切费用由国家财政承担，政府会根据医院日就诊人数和相关费用支出定期向医院支付医疗费用。私立医疗机构同样需要按照政府要求，向中低收入者提供一部分免费的医疗服务，具体情况由政府来确定。且私立医疗机构受到政府严格的监管，凡是对病人有歧视性服务行为的，都会受到严厉的处罚。而在医疗救助方面，由于在殖民地时期（1500—1822年）受到宗主国葡萄牙的影响，巴西的医疗救助主要由当地的民间慈善组织（慈母堂）负责开展，且救助内容以控制传染病为主。

为有效满足偏远地区居民的医疗卫生服务需求，联邦政府又陆续推行家庭健康计划和内地化计划两项重要措施。[②] 家庭健康计划着眼于家庭和社区，旨在提供妇幼保健、疾病控制等在内的初级保健服务，计划具体执行者为家庭健康小组（包括医生、护士、牙医及相关卫生工作者）。内地化计划是指联邦政府为到偏远地区（内地）提供医疗卫生服务的医生进行补助，如在发达地区开业，挂号费每诊次补助4美元，到内地开业每诊次补助5美元。联邦政府保证在偏远地区提供诊疗服务的医生每月工资在4000—5000个雷亚尔之间，这相当于发达地区城市公立医疗机构医生工资的两倍。

---

① Fleury S. , Belmartino S. , Baris E. , "Reshaping Health Care in Latin America: A Comparative Analysis of Health Care Reform in Argentina, Brazil, And Mexico", *Canada: The International Development Research Centre*, 2000.

② 国务院体改办赴巴西农村医疗卫生体制改革培训团：《巴西农村医疗卫生体制改革》，《国际医药卫生导报》2003年第7期。

三 其他国家健康贫困及脆弱性治理经验

（一）泰国

泰国是世界新兴工业国家和新兴市场经济体之一。泰国贫困问题产生的主要原因在于区域经济发展失衡、教育工作薄弱、农村土地改革落实不当以及老龄化问题的加剧。[①] 为了改善区域经济落差，实现脱贫减贫，政府加大了对偏远山区老人和儿童等弱势群体的减贫力度；有针对性地开展教育、卫生和住房等项目的统筹规划工作；注重结合区域特点，促进贫困区域资源利用，提高偏远山区居民就业率和经济收入水平。其中，扶持乡村区域经济是泰国的重点减贫工作之一。针对农村区域政府提出了适足经济计划——向包括贫困者在内的农民普及农业生产技术，扶持乡村区域特色产品，并通过创建新型乡镇企业提供更多就业机会，激发农民工作积极性，增加农民经济收入，从而进一步提升农村区域经济发展水平，推进减贫工作取得实际成效。[②]

20 世纪 70 年代起，健康权在泰国被视为公民的基本权利，并被写进宪法。1973 年宪法中规定国家应当为贫困人口免费提供医疗服务。而后，1977 年宪法进一步明确规定，健康是泰国公民的基本权利，应保证人人享有基本医疗服务。[③] 泰国卫生事业发展有着较长历史，但其相互割裂或相互重合的医疗保险计划，以及较低的医疗保障人群覆盖率，使得卫生体系的改革迫在眉睫。

2001 年泰国的全民健康覆盖计划得以实施。此项计划不仅是一项单纯的医疗保险制度，更是对整个卫生体系的一次深层次改革。[④][⑤]

---

① 李颖等：《世界典型国家减贫经验及对我国的启示》，《乡村科技》2019 年第 13 期。

② 同上。

③ Sakunphanit and Thaworn, "Universal Health Care Coverage through Pluralistic Approaches: Experience from Thailand", *International Labour Organization ILO Subregional Office for East Asia*, 2008.

④ Tangcharoensathien V., Prakongsai P., Limwattananon S., et al., "Achieving universal coverage in Thailand: What Lessons do We learn?", *Available at SSRN* 1111870, 2007.

⑤ Hughes D. and Leethongdee S., "Universal Coverage in the Land of smiles: Lessons from Thailand's 30 Baht Health Reforms", *Health Affairs*, Vol. 26, No. 4, 2007.

主要包括两方面行动措施：一是建立以区域医疗联合体为主体的服务提供体系，区域医疗联合体由一家区级医院和10—12家卫生院组成，居民与该联合体签约以后，方可免费享受其提供的基本医疗卫生服务；二是进行支付制度改革，在门诊服务方面，国家医保局及其地方分支机构采用按人头支付方式，将经费直接拨付给区域医疗联合体，再由医联体利用这些经费为签约居民提供基本医疗卫生服务。如果需要转诊，则由区域医疗联合体代表签约居民向转诊医疗机构购买医疗服务。在住院服务方面，则按照总额预付和按病种支付的方式，由医保部门直接支付给提供住院服务的二三级医疗机构。

目前，泰国的医疗保障体系构成如下[①]：一是国家公务员医疗保障制度，保障范围为政府公务员及其家属（父母、配偶和三个未满十八岁的孩子），约覆盖泰国12%的人口；由政府支付所有费用，他们享有完全的免费医疗；而对于国有企业职工，他们与其家属可以从企业享受到类似福利待遇。二是社会保险，由雇主、雇员和政府共同负担保险费；已登记并完成3个月保费缴纳的投保人将获得受医疗权证明卡，并自选受医疗服务的固定医院。三是"30泰铢计划"，保障对象为国家公务员和企业职工之外的农民及流动人口[②]；其基金主要是通过调整国家卫生支出结构实现的，先由中央财政按照一定标准预拨到省（府），省（府）卫生局再按人力工资、预防保健和医疗等几个部分，分配给相应医疗卫生机构；参加者每次只需缴纳30泰铢费用（约6元人民币）就可享受医疗服务，其余医药费由中央政府直接向医疗机构支付；且对于月收入低于2800泰铢的贫困人口可以免缴参保费。四是私营保险，投保人自愿与私营保险公司（主要是人寿保险公司和灾祸保险公司）签订保险契约，享有相应补偿范围和补偿标准。

---

① 刘雨嘉：《泰国"30铢治百病计划"存在的问题及解决对策研究》，硕士学位论文，大连海事大学，2016年。

② Prakongsai P., Tangcharoensathien V. and Tisayatikom K., "Who Benefits from Government Health Spending Before and After Universal Coverage in Thailand?", *Journal of Health Science*, No. 4, 2007.

（二）越南

在越南，各民族之间的贫困状况差距大，农村地区和北部山区居民的基本生活保障存在极大困难①，因而在国家社会经济发展过程中，扶贫工作被视为社会经济发展战略中的重要一环。20 世纪 90 年代起，政府开展了有组织、有计划的扶贫工作，主要帮扶对象为 1000 多个最贫困的公社；实施的扶贫项目包括基础设施发展、社会服务改善、传统农业开发和能力建设等；在扶贫项目管理上，政府部门主导项目立项、项目评估，县和公社一级政府部门根据上级规定，组织实施相关扶贫项目，项目资金使用标准由中央规定，按照政府级次层层下发资金，村民委员会作为村民代表参与扶贫项目和资金管理。②

在 1989 年以前，越南实行全民免费医疗制度，国外援助占其政府卫生总预算中的很大一部分。1989 年以后，随着国外援助减少与国内通货膨胀的加剧，其卫生总预算只能满足国民卫生保健总需求的 50%左右，农村地区面临严峻的"缺医少药"问题。③ 在此种背景下，政府不得不改革免费医疗制度，开始在各级医疗机构实施收费制度。

1992 年越南在全国启动医疗保险为医疗保健筹集资金，以消除私有化负面影响、缓解医疗卫生行业资金短缺现状及防范财政资金风险。当前，越南构建了以强制医疗保险和自愿医疗保险为主的国家医疗保险制度。④ 强制医疗保险于 1992 年启动，包含门诊和住院治疗，覆盖对象为在职和退休公务员、国企职员、超过 10 人以上雇员的大型私企职员（2005 年，贫困人口和少数民族也被要求参与强制医疗保险⑤），而

---

① 阮光辉：《越南谅山省扶贫政策研究》，硕士学位论文，广西大学，2016 年。

② 杨青：《参与式视角下财政扶贫的研究》，硕士学位论文，中国财政科学研究院，2018 年。

③ 孙丽娟、宫开庭：《越南医疗卫生体制发展与改革概述》，《中国卫生经济》2015 年第 9 期。

④ Ekman B., Liem N. T. and Duc H. A., et al., "Health Insurancere form in Vietnam: A Review of Recent Developments and Future Challenges", *Health Policy and Planning*, Vol. 23, No. 4, 2008.

⑤ 孙丽娟、宫开庭：《越南医疗卫生体制发展与改革概述》，《中国卫生经济》2015 年第 9 期。

自愿医疗保险的参保人主要为自由职业者和务农人员。

　　为保障贫困人口医疗保健需求，确保医疗保险覆盖率，政府颁布了相应决议和法令。其中，2002 年，在中央政府的大力支持下，政府决议在每个省设立并实施一项医疗保险方案（被称作"贫困人口医疗保险基金"）[①]，这一方案以低收入人口为目标群体，基本解决了贫困人口的就医问题。

第三节　对我国健康贫困脆弱性治理的启示

　　发达国家基于其强大的经济实力，构建了适应于本国国情的一整套完善的医疗保障体系，为脆弱人群（如低收入人口、老年人、残疾人、失能人员等）提供了丰富的医疗保健福利，从而在保障贫困人群医疗卫生服务需求、极大缓解贫困患者疾病经济负担、防止低收入家庭发生因病致贫返贫方面取得了极大成效，为我国治理健康贫困及脆弱性提供了宝贵的经验与启示。而发展中国家则给我们提供了在贫困人口基数大、以农村贫困为主的相似国情属性下，如何解决包括农村居民在内的贫困人群医疗卫生保障问题的成功做法与经验。

　　本节将基于上两节对发达国家与发展中国家健康贫困及脆弱性治理的做法策略与工作经验的总结，分别从医疗保障制度建立、贫困治理政府责任强化以及公共资源调控三方面，提出我国健康贫困及脆弱性治理工作可资借鉴的做法经验。

一　建立完善的医疗保障制度

（一）多层次的医疗保障

著名丹麦学者艾斯平－安德森在《福利资本主义的三个世界》

---

　　① Nguyen P. , Hanh D. B. and Lavergne M. R. , et al. , "The Effect of a Poverty Reduction Policy and Service Quality Standards on Commune-level Primary Healthcare Utilization in Thai Nguyen Province, Vietnam", *Health Policy and Planning*, Vol. 25, No. 4, 2010.

中，基于"非商品化"程度将西方福利国家划分为三种类型①：(1)自由主义福利模式，主要依靠私人市场为贫困人群提供公共福利，政府的责任范围十分狭窄；(2)欧洲大陆传统合作主义模式，基于权利和义务密切联系的社会保险计划，主要以家庭为单位提供公共福利；(3)社会民主主义模式，与权利义务无关联，不考虑个体特殊需求，仅依据公民资格以个人为单位提供公共福利，因而具有普遍性和平均性的特点。

整体而言，目前主要存在以下四种医疗保障模式：政府主导的国家医疗保险模式（如英国、瑞典、澳大利亚）、社会医疗保险模式（如德国、法国）、商业医疗保险模式（如美国）和强制储蓄型医保模式（如新加坡）。②③ 而不论是突出市场化特征，还是强调政府责任的国家，均普遍建立的是以公立医疗保险制度为基础、医疗救助托底、由商业健康保险补充满足多样化需求的多层次的医疗保障制度体系，且都形成了相应多方位的医疗保险筹资渠道，以确保制度体系获得稳定的资金支持、实现平稳运行。

对我国健康贫困脆弱性治理的启示在于，应不断健全完善我国的医疗保障制度体系，促使其向更多层次、更全方面发展，切实保障脆弱人群（如低收入人口、老年人、残疾人、失能人员等）多样化的健康服务需求，牢牢构建防范低收入患者陷入健康贫困的多层次医疗保障防线。

（二）多项制度的高效衔接

各个国家医疗保障制度、政策的制定与实施都与其生产力的发展水平相适应，处于不断发展、完善和提升的过程，如印度政府于2010年开始推行"莫迪医疗"计划，每年投入大量卫生资金，以解

---

① 解静：《福利国家模式变迁的历史比较研究》，博士学位论文，辽宁大学，2013年。
② 孙祁祥、郑伟：《商业健康保险与中国医改——理论探讨、国际借鉴与战略构想》，经济科学出版社2010年版。
③ 锁凌燕：《转型期中国城镇医疗保险体系中的政府与市场——基于城镇经验的分析框架》，北京大学出版社2010年版。

决原有"全民免费医疗制度"存在的基层医疗服务质量差、边缘地区居民医疗可及性低的问题。[①] 巴西则在建立"统一医疗体系"后，又推出家庭健康计划以强化对偏远地区居民医疗卫生服务需求的保障，并在财政上给予大力支持。

整体而言，各国的医疗保障体系均由具有其福利属性的主导医疗保险制度和与之相适应衔接的医疗救助制度、加上起补充作用的其他医保制度构成，不同的医疗保障制度覆盖不同范围人群及卫生服务，以实现将全体国民纳入医疗保障体系，确保全体国民的健康服务需求得到充分保障，且各国的医疗救助制度普遍是为现行保险体系或福利制度仍不能保障其基本健康需求的人群（通常为弱势群体）提供资助。

从各个国家的成功经验来看，他们不仅构建了多层次的医疗保障制度体系，还不断采取政策措施加强各项制度之间的衔接与配合。英国、美国、德国等发达国家即为其中的典型代表。基于现有公共医疗保险制度覆盖人群、服务项目等的缺失，不断完善医疗救助机制，明确各类群体的救助项目，并实行综合医疗救助模式，使得低收入弱势群体的门诊和预防医疗服务均得到明确保障，防止贫困人口因无力支付门诊费用而"小病拖成大病"的现象发生，进而避免医疗救助系统承担更大的负担，实现了医疗救助制度安排与公共医疗保险制度的高效衔接，达到了"1＋1＞2"的整体合作成效。[②]

二　强调贫困治理的政府责任

（一）医疗救助的兜底保障

为贫困人群提供医疗保障安全网，是消除贫困、促进社会公平的重要途径。因此，不论是突出市场导向还是强调政府责任的国家，都

---

① 赵梓行：《均等化视角下印度医疗服务体系管理研究》，硕士学位论文，湘潭大学，2018 年。

② 锁凌燕、冯鹏程：《医疗救助制度的国际经验及对中国的启示》，《中国卫生政策研究》2014 年第 9 期。

将医疗救助制度视为保障水平最低也是必要的一个层次，构建起了本国的医疗救助机制，且都将医疗救助视为政府的职能，由政府提供资金，解决特定人群的基本医疗卫生服务需求。

已有国家（主要是发达国家）实施的医疗救助制度不以个人的缴费或其他贡献作为保障前提，只需申请救助对象满足相应资格条件即可；针对救助对象会进行严格的资格认定，并建立严格的审批和约束机制，以避免资源错配、加剧不公；且对于弄虚作假者，将给予经济处罚和信息公开，以提高制度的严肃性，使得真正需要救助的人群及时得到帮助，最需要救助的人群获得最大帮助。

（二）福利制度的规制

大多数发达国家政府在反贫困方面承担了第一责任，社会福利制度已经涵盖养老、失业、疾病、工伤、贫困救济、生育、子女照料、孤寡照料以及特殊情况的一次性补助等多方面，尤其在北欧国家更是如此。包罗万象的社会福利制度所带来的大量福利支出，需要各国财政提供强有力的经济支撑。

同时，为减少贫困、消除贫困的社会福利制度的设立与实施也需要政府进行合理规制。大多数国家在政府的某个部、委内设有相应扶贫机构或贫困地区经济发展职能机构，也有些国家设立单独的扶贫机构。在具体福利制度的制定和实施过程中，政府都扮演着重要的角色，或是以制定相应法律条令的方式来保证国家层面福利制度的顺利实施，或是以最高领导人的身份倡导执行，或是积极动员社会各界力量广泛参与。

三 调控公共资源的均衡和相对公平

（一）贫富均衡

自 20 世纪末以来，欧盟各国政府逐步建立"福利国家"体系，纷纷通过财政支出、政策制定等方式加强对贫困问题的国家干预，强调为贫困人群提供"社会保护"。这种保护通常是预防性的，即通过提供面向低收入人群的社会保障、住房、医疗等服务，防止其陷入

（或再次陷入）贫困的境地，如针对老年贫困群体的老年福利保障失业保险，针对贫困儿童的家庭儿童津贴和医疗保险等一系列社会福利项目。

在对健康公共资源的调控上，已有国家的成功经验是强调贫富均衡以实现相对健康公平。对于高收入群体，国际社会的趋势是鼓励其购买商业健康保险，以分流公共资源压力；而在基本公共医疗保险"普惠"待遇的基础上，更强调公共资源向老人、儿童、残疾人等弱势群体进行适当倾斜，提高此类群体的医疗保障水平。[①] 虽然各国对于哪些服务和药品属于"基本需求"的范畴并无一致结论，但都致力于缩小社会人群在健康和卫生服务利用方面存在的不公正的和不应有的社会差距，使每个社会成员均能达到基本生存标准（如印度、巴西等通过国家法律强制实施以保障大多数国民、特别是农村和低收入人群获得基本医疗保障），进而避免疾病对弱势群体造成灾难性的影响，最终达到促进民众健康水平改善、提高医疗保障体系可持续性的目标。

（二）城乡均衡

为促进健康公平，各国政府在健康公共资源的调控上也注重实现城市与乡村的均衡。根据是否针对农村居民设计了特别的医保策略，各国的医疗保障制度模式可分为两类：一种是为农民建立相对独立的医疗保障制度，并设有专门的管理机构和不同于城镇雇员的缴费方式和缴费水平，如法国、德国、奥地利、希腊、西班牙、韩国等国家；另一种是建立全国统一的医疗保障制度，农民与城镇雇员均被纳入统一的医疗保障制度体系，统一管理，代表性国家主要有英国、丹麦、荷兰、俄罗斯、坦桑尼亚、巴西、墨西哥等，这些国家大多属于福利国家或经济转型国家。

对于为城镇居民与农村居民分别建立独立医疗保障制度的国家，

---

① Ke Xu, David B. Evans and Kei Kawabata, et al., "Household Catastrophic Health Expenditure: A Multicountry Analysis", *The Lancet*, Vol. 36, No. 9378, 2003.

其农村医疗保障制度建立的时间普遍晚于城镇医疗保障制度,但基于本国国情实际,各国政府均尽可能地加快相关医保政策制定,以保障农村居民的健康服务需求,如德国、奥地利建立农村医疗保障制度与城镇医疗保障制度的时间分别相差 89 年、83 年,而希腊、日本则仅相差 20 年。①

本章小结

反贫困是一个长期而艰巨的历史过程。尽管各国政府对贫困问题都给予了高度的重视,并在人力、物力上提供广泛的支持,然而贫困问题依然存在并将长期存在。各国具体国情、社会经济发展存在的巨大差异性,使得其采取的反贫困模式、路径和方法也不尽相同。② 总的来说,在国家整体反贫困策略方面,发达国家与发展中国家的策略可分别概括如下:发达国家具有雄厚的经济实力,居民收入水平和生活质量较高,绝对贫困现象已经得到了较大程度的缓解,因此在其反贫困进程中,主要通过完善社会保障体系建立"福利国家"制度,并通过教育和技能培训解决贫困者能力不足问题,在贫困治理过程中也更加注重相对贫困的治理。而对于发展中国家而言,经济较为落后,居民生活水平普遍不高,因而发展经济、带动居民收入增长、解决绝对贫困问题成为发展中国家政府关注的主要方面。基于本国整体的反贫困策略,发达国家与发展中国家在健康贫困及脆弱性治理工作上的策略经验可分别概括如下:总体而言,发达国家均构建了由具有其福利属性的主导医疗保险制度和与之相适应衔接的医疗救助制度、加上起补充作用的其他医保制度组成的多层次、高效配合的医疗保障体系,医疗救助制度的实施以保障低收入人群医疗服务需求为目标,

---

① 崔西玲:《农村医疗救助与新型农村合作医疗衔接问题研究》,硕士学位论文,山东农业大学,2010 年。
② 姚毅:《中国城乡贫困动态演化的理论与实证研究》,博士学位论文,西南财经大学,2010 年。

且制定有规范的认定和审核程序；发展中国家则是通过国家立法和制度安排建立基本医疗卫生保障制度，保证全体国民免费享有较低水平的医疗卫生服务，重点强化基层卫生服务体系的建设，同时鼓励私立医疗机构和商业医疗保险的发展。通过梳理分析发达国家与发展中国家健康贫困及脆弱性治理策略经验，得出对我国健康贫困及脆弱性治理工作的启示如下：应不断健全完善我国的医疗保障制度体系，促使其向更多层次、更全方面发展，并注重加强各项医保制度之间的高效衔接；强化政府对包括医疗救助在内的社会福利制度的财政支持、规划执行等的主要责任；在对健康公共资源的调控上，强调贫富均衡、城乡均衡，促进相对健康公平。基于本章对国外健康贫困及脆弱性治理经验的介绍，下一章将系统提出我国农村老年人家庭健康贫困脆弱性治理的宏观目标及具体干预策略。

第六章　农村老年人家庭健康贫困脆弱性治理策略展望

　　诸如能力贫困、权利贫困、人力贫困、人文贫困等是从不同的角度来诠释贫困的概念，它们相互补充和完善，使得贫困成为一个完整、多维的概念。1968 年瑞典经济学家冈纳·缪尔达尔首次提出"反贫困"一词，之后经济学家对反贫困理论进行了不同层次、不同领域的探讨分析。广义的反贫困理论包括了对贫困内涵、致贫原因以及消除贫困途径等多方面的探讨。

　　解决贫困问题通常被称为"减贫"。减贫包括三层意义：一是贫困人口的减少；二是贫困程度的降低；三是消除贫困。印度经济学家让·德雷兹和阿马蒂亚·森归纳出两种减贫方式①：一种是"发展媒介保障"策略，是指通过推动经济发展、助长经济总量，最大限度地利用经济增长释放出来的财富，增加私人收入，健全公共援助基础设施；另一种是"援助导向保障"策略，强调直接在诸如就业、教育医疗、卫生保健、收入再分配等领域内提供公共援助以缓解贫困。前一种是通过经济的发展提供公共援助，而后一种是直接给予公共援助。

　　为了避免"因病致贫、因贫致病、因病返贫"的恶性循环，不仅要对现有的贫困人口采取扶贫策略，研究消除目前贫困的策略，还应探索对未来可能发生的贫困的预防策略。因此，基于国家现有健康扶

---

① 徐爱燕：《财政支出的减贫效应研究》，科学出版社 2016 年版。

贫政策，依据致贫机理和减贫规律来设计贫困人群各项保障和救助政策的整合模式，探索建立贫困人群的综合性健康管理模式被赋予了重要的现实意义。

前文对健康贫困及脆弱性的概述奠定了本书的理论基础，而后展开的农村老年人家庭健康贫困脆弱性及风险识别实证研究为本章健康贫困脆弱性治理策略的提出给予了丰富的数据支撑，前文还分别梳理了我国健康贫困及脆弱性治理实践、健康贫困脆弱性治理国际经验，为本章健康贫困脆弱性治理方案的设计提供了实践经验与启迪依据。

本章首先将对健康贫困脆弱性治理策略研究所依托的理论基础进行系统梳理，而后基于前文实证研究的数据分析结果，并结合国内国际健康贫困及脆弱性治理实践、经验，提出并具体阐述我国农村老年人家庭健康贫困脆弱性治理的三大策略，即积极应对健康风险、充分履行政府在抵御健康贫困中的作用以及提升专业部门健康贫困精细化管理能力。

第一节　理论支撑

本节将从健康贫困脆弱性治理策略研究所依托的理论基础入手，首先对贫困代际传递、可持续发展的概念、内涵和理论意义等做一介绍，并引出可持续生计这一概念，进而对可持续生计分析框架及社会资本在其中的作用进行了梳理；接着对社会剥夺带来基本可行能力的缺失，进而导致能力贫困的过程进行了阐述，并介绍其中相关概念内涵；最后重点描述社会支持在贫困应对中的作用，分析社会融合理论在健康贫困治理中的运用。

一　贫困代际传递与可持续发展

（一）贫困代际传递

贫困代际传递的概念源于社会学阶层继承和地位获得的研究范式，并于20世纪60年代初由美国的经济学家（他们在对贫困阶层长期性贫困的研究中发现贫困家庭和贫困社区存在贫困的代际传承现象）提出。贫困代际传递是指贫困以及造成贫困的不利条件和因素，从年老一代延续到下一代甚至几代人身上（以父母传递给子女为主），使得后续世代在成年后重复其上一代的境遇，即继承上一代的贫困和各种不利因素，并将贫困和这些不利因素继续传递给下一代，如此循环往复。[①]

基于社会学中的代际社会流动理论[②]，贫困代际传递本质上反映的是社会学对贫困问题本质的认识，即贫困代际传递问题体现为代际之间的垂直流动率及流动机制问题，具体表现为，在一个社会流动率较高的"开放社会"，社会流动机制更为顺畅合理，个人有较多向上流动的机会，因而穷人及其后代能够通过个人的努力摆脱贫困；而在一个流动率较低的"封闭社会"，社会流动机制存在缺陷与滞后，穷人的后代继续陷入贫困的概率要大得多。国际持续性贫困研究中心将贫困代际传递的作用因素归纳为：人口与健康因素、社会关系网络因素、教育因素和生活环境因素。而由于权利与机会对贫困代际传递的影响包含了社会关系网络、教育和生活环境这三大因素，可以认为权利与机会是作用于贫困代际传递的关键因素。

贫困在代际之间传递是贫困发展延续和反复发生的一个重要原因。[③] 已有研究结果显示，我国农村贫困的代际传递已经达到了38%，为应对农村贫困问题，对农村贫困代际传递的理论研究具有了刻不容缓的现实意义，[④] 贫困代际理论也将对农村贫困问题的研究由横向延伸至纵向。

农村贫困的代际传递有碍社会的稳定与和谐社会的建设。一方

---

① 李晓明：《贫困代际传递理论述评》，《广西青年干部学院学报》2006 年第 2 期。
② 尹海洁、关士续：《城市贫困人口贫困状况的代际比较研究》，《统计研究》2004 年第 8 期。
③ 刘凤鸣：《我国农村社会资本与贫困代际传递研究》，硕士学位论文，华中师范大学，2012 年。
④ 王海港：《中国居民收入分配的代际流动》，《经济科学》2005 年第 2 期。

面，城乡贫富差距的扩大以及城市居民对农村居民的不公平对待，会使其产生强烈的被剥夺感和仇富心理；另一方面，长期的贫困使得贫困农户的诉求在很长一段时间内很难通过正常的渠道得到回应，在体制内无法实现自身经济和发展状况的改善，而对社会秩序的公正性产生失望和不满，可能会寻求体制外的极端途径和方式，成为隐含的影响社会稳定与和谐的不安定因素。

（二）可持续发展理念

1987 年，联合国世界与环境发展委员会正式提出了"可持续发展"这一理念，并在名为《我们共同的未来》的研究报告中全面阐述了环境与发展的关系，在全世界得到极大反响。可持续发展是指在满足当代人需要的同时，不对后代人满足需要的能力构成危害的发展。① 可持续发展理论包含经济可持续、生态可持续和社会可持续三部分，且强调三者的和谐统一，要求在发展的过程中既要关注经济效率，还要注重生态平衡以及社会公平，在满足自身生活的同时最大限度地降低对后代的影响，确保资源的合理分配。②

1992 年，《21 世纪议程》在联合国环境与发展大会上获得通过，标志着可持续发展成为一项行动计划被付诸实施，而不仅仅是一种理论或概念。21 世纪的可持续发展理论以集约型经济增长、环保型生态发展和公平型社会环境为核心追求目标，倡导构建以人为本的自然—经济—社会复合系统的持续、稳定、健康发展。2002 年的世界可持续发展会议达成共识，认为可持续发展要在三个关键领域采取综合性的行动：经济增长与和平、保护自然资源与环境、社会发展。

已有的对于可持续发展理论的研究主要有两种研究范式：强可持续性和弱可持续性。前者的核心在于自然是不具有可替代性的，而后者则强调能够对自然资本进行替代。

---

① 世界环境和发展委员会：《我们共同的未来》，王之佳等译，吉林人民出版社 1997 年版。

② 中国科学院可持续发展战略研究组：《中国可持续发展战略报告》，科学出版社 2004 年版。

与可持续发展理念密切联系的可持续生计，是一个应对贫困问题的关键概念。1992 年，在联合国环境与发展大会上，"可持续生计"概念得以提出并获得一致认可①，要求发展稳定的生计以消除贫困②。随后，"可持续生计"逐渐被研究机构、非政府组织和相关领域专家和学者运用到多个领域。许多专家学者对可持续生计内涵做出了解释，如阿什利（Ashley）和卡内（Carney）认为可持续生计是人们拥有优先发展自己生计的能力，且该能力能够应对风险或冲击，并恢复、保持良好生活状态，避免其出现恶化。③ 尽管已有对于可持续生计的理解有所不同，但是关于其内涵本质是一致的，即为改善长远的生活状况，个人或者家庭所拥有以及获得的谋生能力、资产和有收入的活动。④ 其中，可持续生计中的资产既包括存款、土地经营权、住房等金融财产，又包括个人的知识、技能、社交圈、社会关系和影响其生活相关的决策能力等。⑤

可持续生计的概念是"以人为本"思想的具体化，它不仅要求发展生计主体的可持续生存能力，还从发展性、动态性和整体性角度进行了全面考量。这一概念的界定为国际组织探索减贫政策提供了重要依据，也对可持续生计框架的设计奠定了理论基础。具体运用到贫困问题的应对中，可持续生计理念被赋予了以下内涵⑥：第一，除了以增加贫困人口收入为目标，可持续生计还强调以人为本，注重改善个人和家庭在教育、健康、规避风险等多个方面的能力；第二，可持续

---

① 李艳双：《区域可持续发展评价问题研究》，硕士学位论文，河北工业大学，1999 年。

② 陈忠：《我国失地农民安置制度创新的价值取向：从效率为先到利益均衡》，硕士学位论文，华东理工大学，2007 年。

③ Ashley and Caroline, eds., *Sustainable livelihoods*: *Lessons from early experience*, London: Department for International Development, 1999.

④ Chambers R. and Conway R., "Sustainable Rural Livelihoods Development: A Practical Concept for the Eleventh Century", *IDS Discussion Paper*, No. 296, 1992.

⑤ 章铸、李荣生：《关于失地农民问题的思考》，《理论建设》2007 年第 2 期。

⑥ 姚明明：《发达国家保障贫困群体可持续生计经验与启示》，《党政干部学刊》2018 年第 12 期。

生计强调受助者最终凭借自己的能力实现可持续发展并规避贫困风险，而非单凭外力援助的暂时性脱贫；第三，可持续生计的救助理念是一种事前干预而非事后补救，提倡对教育、培训、就业指导、医疗等多方面提供综合救助，以提升贫困群体的就业、抵御风险和恢复生计等能力。

（三）可持续生计框架与社会资本

1. 可持续生计框架

可持续生计始终强调风险和脆弱性在贫困评估中的作用。假定家庭处于脆弱性环境中，为应对风险冲击会利用其具有的生计资产及其组合，并制定相应生计策略，以期获得有益的生计结果，达到一定生计目标；而反过来通过生计策略得到的生计结果，又会对家庭的生计资本构成影响①，即家庭在风险冲击的背景下进行生计活动，家庭现有生计资本的不同会导致家庭不同的生计策略，不同的生计策略又会导致家庭不同的生计结果，表现为家庭处于贫困脆弱还是非贫困脆弱。而反过来，这种贫困或非贫困脆弱状态又会反作用于生计资本，影响家庭生计资本的获得和积累。因此，通过实施对家庭的反贫困政策与制度保障，改变其现有生计资本，贫困脆弱可以转变为非贫困脆弱。②

所谓可持续生计分析框架，是指帮助人们认识生计、特别是穷人生计状况的一个工具，它是对与农户生计、特别是贫困问题有关的复杂因素进行分析的一种方法。目前，使用较多的可持续生计分析框架主要有联合国开发计划署的可持续生计分析框架、关怀国际的可持续生计分析框架和英国的可持续生计分析框架。

英国可持续生计分析框架由其国际发展机构（DFID）于 2000 年提出，是以农村居民为中心，描述了农村居民生计在各种因素影响下

---

① 洪秋妹：《健康冲击对农户贫困影响的分析——兼论健康风险应对策略的作用效果》，博士学位论文，南京农业大学，2010 年。
② 张志国：《中国农村家庭贫困脆弱性影响因素研究——基于可持续生计分析框架》，《农村经济与科技》2018 年第 3 期。

的变化，该框架由三部分内容组成：生计资本、生计策略和脆弱性[1]，能够表现风险性环境、生计资产、生计策略以及生计结果之间多重性的互动作用关系。其中，生计资本被分为人力资本、自然资本、物质资本、社会资本以及金融资本（如图 6 - 1）[2]。在生计资本框架中，人力资本代表知识、技能以及健康状况；自然资本代表自然资源存量；物质资本代表维持生计的生产资料和基础设施；社会资本代表家庭追求生计过程中所利用的社会资源；金融资本代表在生产和消费过程中维持生计所需要的资金。

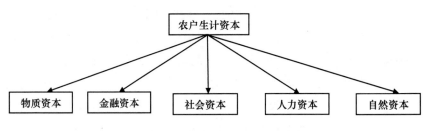

图 6 - 1　英国国际发展机构的生计资本构成

资料来源：Solesbury W. , *Sustainable Livelihoods：A Case Study of the Evolution of DFID Policy*, London：Overseas Development Institute, 2003.

　　皮尔（Per Knutsson）将可持续生计分析框架视为可应用于研究、政策和实践之间边界生产、传播和应用的一种跨学科方法。[3] 许多学者运用此框架开展了相关研究，米丽亚姆（Miriam Murambadoro） 对可持续性分析框架应用于评估新的活动（如生物燃料）和现有活动在农民维持可持续生计上的贡献展开了研究。[4] 布鲁斯（Bruce） 运用可持续生计方法，提出利用治理机构和社会关系，整合沿海资源以改

---

①　徐小言：《农村健康保障链构建研究》，博士学位论文，中国农业大学，2017 年。

②　同上。

③　Knutsson P. , "The Sustainable Livelihoods Approach：A Framework for Knowledge Integration Assessment", *Human Ecology Review*, Vol. 13, No. 1, 2006, pp. 90 - 99.

④　Murambadoro M. , "How the Sustainable Livelihoods Framework Can Contribute Towards Sustainable Social Development：Where Are We Going?", *Science*, Vol. 150, No. 3702, 2009.

善沿海地区居民贫困状况、达到期望生计结果的建议，对当时的沿海管理思想和实践起到了有益补充。① 通过借鉴 DFID、关怀国际等的可持续分析框架，以城市少数民族流动贫困人口为研究对象，刘璐琳等人构建出新的可持续生计模型（具体在生计风险、生计制度、生计资本、生计策略和生计输出方面进行了调整，并分析了它们之间的关系），并提出为城市少数民族流动贫困人口提供社会救助等政策建议。② 苏芳等人则是在对可持续生计分析框架进行国内外研究综述后得到，可持续生计框架这种分析方法在应对贫困问题上具有重要作用。③

2. 可持续生计中的社会资本

影响农户家庭贫困脆弱性的因素有很多，但农户家庭的资本总量无疑是其中最重要的因素。农户家庭拥有的资本种类及数量越多，其成功抵御风险冲击的概率就越高。而社会资本被视为继物质资本、人力资本之后的第三种资本④，对于缓解贫困的意义被众多学者所论证。

20 世纪 80 年代，法国社会学家布尔迪厄（Bourdieu）率先基于社会关系网络视角说明了社会资本的现代意义⑤，指出社会资本是一种实际或潜在的资源的集合，这些资源同"广泛共识的制度化的关系网络"存在密切联系。美国社会学家科尔曼（Coleman）在其《社会资本创造人力资本》⑥ 一文中，首次将社会资本以个人为中心的概念转为以社会为中心，将社会资本界定为具有各种形式的不同实体，而

---

① Glavovic B. C. and Boonzaier S. , "Confronting Coastal Poverty: Building Sustainable Coastal Livelihoods in South Africa", *Ocean & Coastal Management*, Vol. 50, No. 1, 2007, pp. 1 – 23.

② 刘璐琳、余红剑：《可持续生计视角下的城市少数民族流动贫困人口社会救助研究》，《中央民族大学学报》（哲学社会科学版）2013 年第 3 期。

③ 苏芳等：《可持续生计分析研究综述》，《地球科学进展》2009 年第 1 期。

④ 刘彬彬等：《社会资本与贫困地区农户收入基于门槛回归模型的检验》，《农业技术经济》2014 年第 11 期。

⑤ Bourdieu P. Le, "Capital Social: Notes Provisoires", *Actes De La Recherche En Sciences Sociales*, Vol. 31, No. 1, 1980, pp. 3 – 6.

⑥ Coleman J. S. , "Social Capital in the Creation of Human Capital", *American Journal of Sociology*, Vol. 94, 1988, pp. 95 – 120.

非某种单独的实体。[1]

社会资本不仅是一种公共产品，而且是为了公共利益，促进群体团结、社区赋权和公民社会强化，实现民主和经济增长的实质性前提。社会资本普遍被划分为三种独特的形式：黏合、过渡、联系。[2] 黏合社会资本被认为是作用最强的一种社会资本，它反映了与家人和拥有相同意识形态/处境的人之间的关系；相较于黏合社会资本，过渡性社会资本代表的联系程度要弱一些，代表朋友和朋友之间的关系；联系性社会资本关注的是公民与政府代表、领导人等的关系，将关注点引向社区之外更多的资源。舒勒（Schuller）等人通过研究异质群体之间建立联系的重要性得到，这些群体可能更脆弱，但也更可能促进社会包容。[3]

在当代观点中，对于社会资本的讨论主要有以下两种方式。第一种是强调凭借与他人的关系，个人能够获得的包括信息、思想、支持等在内的资源。这些资源只能通过社会关系获得，具有"社会"的属性；而不像物质资本（工具、技术）或人力资本（教育、技能）是属于个人的财产。因此，我们可以注意到，那些在社会网络中占据关键战略地位的人（尤其是在重要群体中起纽带作用的人），相比同龄人，往往能够获得更多更好的社会资本。第二种是指个人所参与的各种正式组织和非正式组织的性质和程度，代表着特定社区成员的互动方式，诸如犯罪、疾病、贫穷、失业等社会问题，均被认为与社区社会资本的禀赋有关；当现状不佳时，即表示新形式的社会资本应当予以构建。[4]

随后，格兰诺维特（Granovetter）等学者[5]对社会资本展开了深

① 吴军、夏建中：《国外社会资本理论：历史脉络与前沿动态》，《学术界》2012 年第 8 期。

② 傅斐祥：《社会资本、健康风险对农户贫困脆弱性的影响研究》，硕士学位论文，西北农林科技大学，2019 年。

③ Schuller T. , Baron S. and Field J. , "Social Capital: A Review and Critique", *Social Capital: Critical Perspectives*, 2000, pp. 1 – 39.

④ 傅斐祥：《社会资本、健康风险对农户贫困脆弱性的影响研究》，硕士学位论文，西北农林科技大学，2019 年。

⑤ Granovetter M. , "Economic Action and Social Structure: The Problem of Embeddedness", *American Journal of Sociology*, Vol. 91, No. 3, 1985, pp. 481 – 510.

入的研究，他们的研究使得人们真正开始重视社会资本的应用；社会资本也被作为一种非正式制度被国内外学者广泛研究。大量研究表明，社会资本在减少贫困[1]、增加贫困人群收入[2]、缓解农村家庭脆弱性[3]，改善收入分布、缩小收入差距[4]，抵御冲击、平滑消费[5]等方面均起到重要作用。

王欢的研究得到，包括结构型和认知型在内的社会资本均对农户的贫困脆弱性有非常明显的弱化作用。[6] 邓研华通过分析，提出社会资本在农村反贫困治理过程中的效用包括：给予贫困人口经济支持、帮助摆脱"集体行动困境"、加快公共事业进程、提高信息分享率、减少农贸和对外交易的成本、帮助村集体实现自治等。[7] 相较于社会资本匮乏的农村家庭成员，社会资本更为丰富的农村家庭成员所享有的社会关系网络，可以帮助其更快地找到更好、更稳定的工作机会，且随着社会网络规模的扩张，获取信息的机会增多，收入来源也更加多样化。丰富的社会资本有助于提升信息资源获取的概率与质量，帮助有效地规避风险，进而降低贫困脆弱性。[8] 张志国的研究发现，社会资本对家庭的生计资本具有外在的推动力，从而社会资本越丰富，家庭的生计资本状况越好，越容易达到良好的生计结果，以降低贫困

---

[1]　Grootaert C. , "Social Capital, Houshold Welfare, and Poverty in Indonesia", *Policy Research Working Paper*, Vol. 11, No. 1, 2010, pp. 4 – 38.

[2]　叶静怡、周晔馨：《社会资本转换与农民工收入来自北京农民工调查的证据》，《管理世界》2010 年第 10 期。

[3]　杨文等：《中国农村家庭脆弱性的测量与分解》，《经济研究》2012 年第 4 期。

[4]　赵剑治、陆铭：《关系对农村收入差距的贡献及其地区差异———项基于回归的分解分析》，《经济学季刊》2010 年第 1 期。

[5]　Carter M. R. and Maluccio J. A. , "Social Capital and Coping with Economic Shocks: An Analysis of Stunting of South African Children", *World Development*, Vol. 31, No. 7, 2003, pp. 1147 – 1163.

[6]　王欢：《社会资本对川滇藏区农户贫困脆弱性的影响研究》，硕士学位论文，四川农业大学，2016 年。

[7]　邓研华：《社会资本在农村反贫困治理过程中的效用分析》，《农村实用技术》2018 年第 12 期。

[8]　徐戈等：《社会资本、收入多样化与农户贫困脆弱性》，《中国人口·资源与环境》2019 年第 2 期。

脆弱性。[①]

社会资本作用于健康、对健康贫困所具有的影响也得到学者的广泛研究。研究表明，社会资本对健康产生积极影响的途径包括影响与健康相关的行为[②]、获得卫生保健信息和设施[③]、社区参与[④]以及提供有助于缓解压力的社会支持等[⑤]。弗兰克（Frank J. Elgar）认为在社会资本对健康的正向影响中，女性比男性更为显著，信任水平高的个体比信任水平低的更显著，且高水平的社会资本与高水平的社会经济因素有利于产生更好的健康结果。[⑥] 王欢、张亮[⑦]指出，社会资本在缓解健康贫困上的重要作用体现为——通过缓解经济贫困进而缓解健康贫困，为消除健康贫困营造良好的政策环境基础，促进卫生筹资帮助农民应对疾病经济风险。基于社会资本理论，曹燕、汪小勤[⑧]针对社会资本缺失所导致的我国城乡居民健康贫困的内在可能机制进行了研究，认为随着我国改革开放的深入推进，城乡间、地区间以及农户家庭内部的收入差距水平呈逐年扩大趋势；收入的不平等通常使得贫困群体的心理受到巨大冲击和伤害，易于产生不平衡的主观感受，而心态的失衡可能会产生焦虑、自卑、愤恨、紧张、压力大、嫉妒等不

---

① 张志国：《中国农村家庭贫困脆弱性影响因素研究——基于可持续生计分析框架》，《农村经济与科技》，2018 年。

② Morgan A. and Haglund J. A. , "Social Capital Does Matter for Adolescent Health: Evidence from the English HBSC Study", *Health Promot*, No. 24, 2019, pp. 363 – 372.

③ Derose K. P. and Varda D. M. , "Social Capital and Health Care Access: A Systematic Review", *Medical Care Research and Review: MCRR*, Vol. 66, No. 3, 2009, p. 272.

④ Ndiaye S. M. , Quick L. , Sanda O. and Niandou S. , "The Value of Community Participation in Disease Surveillance: A Case Study from Niger", *Health Promot*, Vol. 18, 2003, pp. 89 – 98.

⑤ Grosso A. , "Social Support as a Predictor of HIV Testing in At-risk Populations: A Research Note", *Journal of Health and Human Services Administration*, 2010, pp. 53 – 62.

⑥ Elgar F. J. , Davis C. G. and Wohl M. J. , et al. , "Social Capital, Health and Life Satisfaction in 50 Countries", *Health & Place*, Vol. 17, No. 5, 2011, pp. 1044 – 1053.

⑦ 王欢、张亮：《社会资本与我国农村健康贫困的消除》，《医学与社会》2006 年第 7 期。

⑧ 曹燕、汪小勤：《从社会资本理论思考我国居民的健康贫困问题》，《医学与社会》2007 年第 12 期。

良情绪，进而造成身体状态的失衡。黄伟伟等人探讨了社会资本对老年人健康的影响作用和机理，结果表明社会资本不仅对老年人生理、心理、社会健康产生直接影响，且通过作用于生活方式对老年人生理、心理健康产生间接影响（社会资本的直接效应强于生活方式的中介效应）。[1] 李华等人的研究发现，社会资本对缓解家庭健康贫困具有显著的作用；并将与不同社会经济状况人群的交往称作"桥型"社会资本，而与家庭亲友内部的交往称为"结型"社会资本，认为"桥型"社会资本的减贫作用更强于"结型"社会资本。[2] 社会资本不仅能缓解收入贫困，而且对健康贫困具有积累效应和溢出效应。[3] 作为一种支持性的社会资源，社会资本的本质内涵及功能与社会保障相契合，能够发挥在物质、安全、精神以及尊重方面的保障功能，增强人们的心理满足感，带来经济社会发展的福利效应。[4]

二　社会剥夺与社会支持

（一）社会剥夺与能力贫困

20 世纪 60 年代，法国学者卡托斯提出一种"社会成员被社会孤立"的假设，即具有较低社会支持和生活福利水平的个体易受到社会排斥，而最终陷入贫困；这在给贫困者带来巨大心理负担压力的同时，也影响社会福利水平的整体提高，违背社会公平公正的原则。[5] 因此，贫困是一个被侵占、被剥夺的过程。在这一过程中，人们逐渐地、不知不觉地被排斥在社会生活主流之外。

阿马蒂亚·森认为"就可行能力剥夺而言的真实贫困在显著程度

---

[1]　黄伟伟等：《社会资本对西部贫困地区农村老年人健康质量的影响路径——基于联立方程模型的中介效应检验》，《人口与经济》2015 年第 5 期。

[2]　李华、李志鹏：《社会资本对家庭"因病致贫"有显著减缓作用吗？——基于大病冲击下的微观经验证据》，《财经研究》2018 年第 6 期。

[3]　胡伦等：《社会资本对农民工多维贫困影响分析》，《社会科学》2018 年第 12 期。

[4]　王新云：《社会资本的社会保障功能与社会福利效应》，《理论界》2008 年第 4 期。

[5]　Castel R. , "The Roads to Disaffiliation: Insecure Work and Vulnerable Relationships", *International Journal of Urban and Regional Research*, Vol. 24, No. 3, 2000, pp. 208 – 210.

上比在收入层面表现出来的贫困更加严重"。他认为人的基本可行能力被剥夺是引致贫困的根本原因，将关注点从仅考虑收入贫困，转为考虑更包容的可行能力的剥夺，有助于更全面地理解人类生活的贫困。① 从森的权利贫困理论看，任何一种贫困，其本质都是由于权利或其他条件的不足或缺乏导致的。贫困群体之所以陷入贫困而无法脱离，关键原因在于其获得机会的权利缺失。拥有较多机会的个体，会相应地获得更多的资源，到达较高的社会地位，具有很大的发展潜力和空间；而机会缺失的个体，甚至无法满足其基本的生存需求。

机会不平等会带来收入的差距，进而引发社会不公；个体所处地区、工作行业、性别等的不同都会造成享有的公共政策不均等、自身禀赋存在差异，形成机会的不平等，进而造成收入差距。② 而对于自身能力、禀赋、所处环境均处于劣势的贫困农户而言，生计资本的缺乏、发展机会的不足是导致其无后续发展能力，长期处于贫困状态的重要原因。

此外，贫困农户的机会缺失不仅体现于发展机会的不足，更为重要的是其抓住发展机会的意识较弱，即贫困农户往往具有风险厌恶的倾向，易于错失改善自身发展的机会而缺乏持续的发展能力。也就是说，贫困家庭往往会选择低风险但低回报的行为，而未充分利用经济机会，从经济增长的大环境中受益，这就导致了家庭长期处于较低的收入水平，难以摆脱贫困陷阱，客观上加剧了社会收入不平等的问题。并且，对于低收入水平的脆弱家庭而言，由于缺少可借以平滑消费的财产或其他保险措施，风险响应和管理能力弱，当面临严重风险冲击时，往往采取变卖资产、减少营养摄入、中断孩子教育等应对措施，或者为规避风险而选择回报率较低，但相对稳定、风险较小的生产活动方式。其中，子女辍学减少了贫困家庭的人力资本，对其后续

---

① ［印］阿马蒂亚·森：《以自由看待发展》，任赜、于真译，中国人民大学出版社2002年版。

② 徐晓红、荣兆梓：《机会不平等与收入差距——对城市住户收入调查数据的实证研究》，《经济学家》2012年第1期。

发展能力造成永久影响；减少营养摄入导致身体素质下降，甚至患上某种疾病，至少暂时降低了其劳动能力，进而限制增收能力；变卖资产，尤其是生产性资产，虽然在短期有助于维持当前消费水平，但从长远来看，永久地减少了未来获取收入的机会。然而，这种可行能力剥夺所致的贫困往往很难逆转。个体拥有的能力可以很容易地转化为收入，但收入转变为能力很难。举例而言，一个处于贫困状态的农村家庭，通过重视子女教育，在子女获得较高水平教育后能够获得高水平的工作机会，使整个家庭收入水平大幅提高，进而摆脱贫困状态——这是家庭个体的能力转化成了收入。而相反地，若一个家庭的现阶段收入能力尚可，但是其家庭成员拥有的能力较差，且短期内通过收入提升能力的途径有限，则该家庭未来陷入贫困的可能性较大。

美国哥伦比亚大学教授讷克斯提出的贫困恶性循环理论[1]认为：发展中国家的长期贫困源于其经济发展中若干互相联系、互相作用的"恶性循环"，而非国内资源的不足。贫困恶性循环理论可从供给侧和需求侧两个方面进行解释。从供给侧看，发展中国家经济不发达，人均收入水平低，从而人们将大部分收入用于生活消费，进而降低了储蓄率，低储蓄率造成资本不足，低资本形成使得生产规模难以扩大，生产效率难以提高，低生产率引致低产出，低产出又造成低收入，从而形成"低收入—低储蓄—低资本形成—低生产率—低产出—低收入"的恶性循环；从需求侧看，发展中国家经济落后，人均收入水平低下，则国内购买力水平低，低购买力导致投资引诱不足，低投资引诱水平又会造成资本形成不足，低资本形成使得生产规模难以扩大，生产率难以提高，低生产率又带来低产出，进而引发低收入水平，从而形成"低收入—低购买力—低投资引诱—低资本形成—低生产效率—低产出—低收入"的恶性循环。[2]

联合国开发计划署在《人类发展报告（1997）》中提出了人文贫

---

① ［美］讷克斯：《不发达国家的资本形成问题》，谨斋译，商务印书馆 1966 年版。
② 张继文、赵玉：《区域反贫困的国际经验与启示》，《领导之友》2017 年第 4 期。

困的概念，指的是人们在寿命、健康、居住、知识、参与、个人安全和环境等方面的基本条件得不到满足，从而限制了他们的选择状况，这与能力贫困的内涵相一致，因为能力贫困本身就是一个综合因素。2003 年联合国《人类发展报告——千年发展目标：消除人类贫困的全球公约》指出，能力不足是致贫的主要因素，并提出了摆脱贫困陷阱的政策组合策略。2006 年世界发展报告以"公平与发展"为主题，强调国家与国家之间、国家内部个体之间的收入不均以及贫困问题根源与机会的不平均，因此为贫困群体提供促进其发展的外部机会，是减贫战略中的重要策略。①

1948 年联合国《世界人权宣言》正式确立了健康权作为基本人权的重要地位。自此，健康权作为一项基本权利，经历了一个从个人私权向社会公权演变的过程。而健康贫困体现为一种能力剥夺，即参与医疗保障、卫生保健和享受基本公共卫生服务的机会丧失，从而带来的收入减少和贫困发生或加剧。② 健康贫困包括绝对健康贫困和相对健康贫困；绝对健康贫困是指在既定社会生产方式与生活方式下，个体或家庭的健康水平无法达到维持其基本生存的状态；而相对健康贫困是指社会成员的健康水平以及发展状况在社会公认的基本水准之下，表现出"相对剥夺"的特点。③

而以我国农民群体为研究对象，根据其自身健康状态、医疗资源的把握和利用情况、医疗资源现实条件、政策保障等方面，可以将农民的健康（能力）贫困细分为④：一是健康参与能力不足，主要是指由于农民个人观念和狭隘文化的惯性而导致内生脱贫动力缺乏；二是健康预防和治疗能力不足，主要体现为基层医疗服务能力薄弱，家庭

① 世界银行：《2006 年世界发展报告：公平与发展》，清华大学出版社 2006 年版。
② 孟庆国、胡鞍钢：《消除健康贫困应成为农村卫生改革与发展的优先战略》，《中国卫生资源》2000 年第 6 期。
③ 陈化：《健康贫困与卫生公平》，《学术论坛》2010 年第 7 期。
④ 刘亚孔、石丹淅：《可行能力视域下健康贫困治理的内在逻辑研究》，《三峡大学学报》（人文社会科学版）2019 年第 6 期。

医生签约服务停留于形式；三是健康保障能力不足，包括相互割裂的健康扶贫资源，以及可执行性低的相关政策法规。

（二）社会支持与社会融合

张玉利等人认为，拥有更多社会资本和社会关系的个体，社会经验更为丰富，能够从高密度的社会网络结构中发现更多的发展机会。[①]因此，建设和完善社会规范和社会网络是能够帮助贫困人群摆脱贫困的一种关键资本形式；通过加强贫困人群与中介机构、市场和公共机构等的联系，有利于增加贫困群体的发展机会、提高他们发展的潜力，防止其陷入贫困，并且社会网络不仅可以直接降低贫困脆弱性，还可以通过削弱风险冲击的影响而间接降低贫困脆弱性。胡洁怡等人认为，社会网络中的政府支持、市场支持和社会组织支持构成了扶贫的外部力量，在降低已脱贫农民返贫、低收入脆弱农民陷入贫困的可能性上具有重要作用。[②]

社会支持包括非正式社会支持和正式社会支持。家庭支持是非正式社会支持最核心、最主要的来源，而家庭支持主要源自配偶和子女的支持。非正式社会支持既包括结构性特征部分，即婚姻、子女及居住模式等社会网络结构（对于农村老年人，这种社会网络结构是日常生活中潜在的可动员的社会支持资源），也包括功能性特征部分，即由社会网络在日常生活中实际提供的经济支持、情感支持及社会互动等功能性支持（这些非正式社会支持是人们日常生活中能时刻感受到的）。

而对于农村老年人而言，正式社会支持主要包括农村制度化的社会保障制度，如医疗保障制度、养老保障制度等。方黎明认为，基于社会压力理论，单纯的非正式社会支持在应对农村老年人疾病风险上的作用有限，而制度化的正式社会支持不仅能够增强农村老年人应对

---

① 张玉利等：《社会资本，先前经验与创业机会——一个交互效应模型及其启示》，《管理世界》2008 年第 7 期。

② 胡洁怡等：《农村贫困脆弱性及其社会支持网络研究》，《行政论坛》2016 年第 3 期。

风险的信心和对生活的控制感，进而提升其主观幸福感①，而且能够切实缓解老年人的疾病经济负担、改善其贫困状况，增强其社会支持感。因此，应加大公共政策的制定和实施力度，向贫困人员的"能力"投资分配更多的资源，减除其贫困脆弱性。② 但需要注意的是，诸如义务教育、水电等政府提供的公共物品和公共服务，存在市场失灵的问题，需要采取有效应对措施。③

在探讨针对低收入脆弱群体的社会支持网络问题时，社会融合理论是一个不容忽视的重要主题。社会融合理论强调，切实保障被社会排斥的群体享有维持个人生存的资源和促进个人发展的机会，从而参与正常的社会经济文化生活。④ 这一理论的提出旨在减少社会排斥现象，促进人类积极的福利发展方式。随着反贫困工作的持续开展，社会融合理论受重视程度不断提高，2008 年第 16 个国际反贫困日将其主题正式确定为"贫困人群的人权和尊严"，体现出国际社会开始关注贫困人口的社会权利，注重对贫困群体权利和尊严的维护，积极促进他们与主流社会的融合。

阿马蒂亚·森认为，对于贫困人群的帮扶，仅用收入低下作为转移支付和补贴的标准存在不足，应聚焦于贫困的根本原因——可行能力剥夺来采取相应帮扶策略，也有利于确保社会支持体系的合理运行⑤，即相较于提高贫困者收入的减贫举措，提升其可行能力才是帮助其摆脱贫困的根本途径。通过直接的和间接的方式改善贫困脆弱群体的可行能力，能够减少其剥夺情况、减轻其剥夺程度，进而降

---

① 方黎明：《社会支持与农村老年人的主观幸福感》，《华中师范大学学报》（人文社会科学版）2016 年第 1 期。

② 方迎风等：《能力投资，健康冲击与贫困脆弱性》，《经济学动态》2013 年第 7 期。

③ Bourguignon Fand Chakravarty S. R. , "The Measurement of Multidimensional Poverty", *The Journal of Economic Inequality* , Vol. 1 , No. 1 , 2003 , pp. 25 – 49.

④ European Community, *Community Charter of Fundamental Social Rights* , EU：European Community, 1989.

⑤ ［印］阿马蒂亚·森：《以自由看待发展》，任赜、于真译，中国人民大学出版社 2002 年版。

低其贫困脆弱性。林闽钢的研究也得到结论，中国现在及未来的反贫困更需要面对的是贫困者可行能力的剥夺问题，而非仅解决收入贫困，增权才是激发贫困者潜能的关键路径。① 刘明月等人的研究结果表明，具备更高教育水平和社会资本、从事非农工作、迁移，以及家庭获得的融资都有助于降低农户贫困脆弱性，其中，个体在教育、非农就业以及健康方面的差异对贫困脆弱性贡献最大。② 因此，系统性的扶贫策略应注重促进贫困群体的非农就业，并持续通过教育和健康方面的扶贫来阻断贫困陷阱。③

　　在现代社会，维护健康的责任不仅限于个人，而是拓展到家庭、社区甚至整个社会。④ 虽然健康和福祉可以通过改变个人行为的方式在微观级别得到解决，但仍需要通过协调政府和机构的资源进行更为广泛的结构性干预，以提高社会福利水平。以改变个人健康问题（微观层面）为目的的社会干预可能形成群体和社区层面（中观层面）共享健康生活方式的规范和价值观，并可能进一步通过自上而下的过程给社会（宏观层面）带来改变。⑤ 因此，健康风险问题需要政府、社区、机构、商业组织和非营利组织等共同进行全面和系统的宏观干预，包括社会控制、社会关系和社会系统在内的社会支持体系对于健康风险的应对具有重要意义。

　　而对于健康风险冲击抵御能力不足的低收入脆弱人群，为降低其健康贫困脆弱性，防止其陷入健康贫困，不能只是提高报销比例、降低自负医疗费用，还应提高其健康素养及健康信息获取能力，切实解

---

　　① 林闽钢：《激活贫困者内生动力：理论视角和政策选择》，《社会保障评论》2019年第1期。

　　② 刘明月、冯晓龙、汪三贵：《易地扶贫搬迁农户的贫困脆弱性研究》，《农村经济》2019年第3期。

　　③ 黄潇：《什么引致了农村居民贫困风险——来自贫困脆弱性测度和分解的证据》，《贵州财经大学学报》2018年第1期。

　　④ Wilkinson I., "The Risk Society and Beyond: Critical Issues for Social Theory", *Health, Risk & Society*, Vol. 5, No. 1, 2000, pp. 107 - 108.

　　⑤ 傅斐祥：《社会资本、健康风险对农户贫困脆弱性的影响研究》，硕士学位论文，西北农林科技大学，2019年。

决其基本医疗服务可及性差的问题，以真正提升其健康可行能力。发展贫困人口的健康可行能力不单是政府的责任，还涉及个人、社会组织（含医疗机构）等多方主体的责任，必须通过针对性措施将贫困群体健康保障与健康可行能力促进加以有机结合。①

第二节　健康贫困脆弱性治理：积极应对健康风险

老年人自身健康保障参与不足和已有老年人健康保障制度缺乏有效衔接整合是影响老年人健康贫困治理效果的关键因素，为此，应采取措施促进积极老龄化，不断提升老年人抵御健康风险的能力。② 而健康风险的应对，既包括防控健康生理风险，也包括防御健康经济风险。

本节首先将从疾病风险的预防控制和健康服务的工作重点着手，提出健康生理风险应对策略；然后分别从减轻健康相关费用负担和完善健康服务保障机制两方面剖析健康经济风险的防御措施。

一　应对健康生理风险

（一）疾病风险及应对策略

1. 做好健康管理，控制病情恶化风险

健康管理是帮助被管理人了解自己的健康现状，并对其健康危险因素进行控制与管理，以降低疾病发生概率（对已患慢性疾病的群体，则可以有效控制其病情，减少并发症），最终改善健康状况，提高生活质量，减少医疗费用的新型医学服务模式。被管理人通过周期性健康检查，分析可能影响其健康状况的危险因素，根据发现的健康

---

① 刘亚孔、石丹淅：《可行能力视域下健康贫困治理的内在逻辑研究》，《三峡大学学报》（人文社会科学版）2019 年第 6 期。

② 王三秀：《农村贫困治理模式创新与贫困农民主体性构造》，《毛泽东邓小平理论研究》2012 年第 8 期。

危险因素对患高血压、糖尿病、心脑血管疾病等慢性生活方式疾病的危险度，以及患冠心病、脑卒中等大病的危险度进行分级评价，并针对性地进行健康危险因素干预和健康诊疗管理，最终达到改善被管理人健康状况、预防疾病的目的。

2. 做好预防，控制患病风险

随着我国基本公共卫生服务筹资水平的不断提升，基本公共卫生服务包的涵盖范围不断扩大。开发针对老年人群的服务包，探索完善综合性健康管理的工作流程与标准规范，逐步实现老年人群健康管理的全覆盖，提供全流程、连续性服务。如实施35岁以上人群首诊测血压，识别高血压患者和高危人群，及时提供干预指导。逐步将临床可诊断、治疗有手段、群众可接受、国家能负担的疾病筛检技术列为基本公共卫生项目。

（二）由治疗疾病到身体功能恢复

1. 转变服务内涵：从医疗服务转为健康管理

健康管理体现在对服务对象生命全过程的服务，即对由疾病向健康转化的全过程进行监控和管理，从监测危险因素、发现潜在的疾病，到疾病的发生、演变，发病后的治疗、减少并发症，康复以及预防或减轻残疾，甚至到临终关怀全过程的服务和照料。体现在服务层面上，从生理、心理、家庭到环境，全面地关心服务对象。体现在服务方式上，包括门诊、家庭访问、家庭病床、社会调查、宣传讲座等。体现在服务内容上，包括专科治疗、预防保健、健康教育、健康检查、心理咨询、家庭医疗护理等，这种综合性、连续性的健康管理服务可以满足服务对象的多种健康需求。

老年人群的健康管理不仅是卫生部门单个主体的工作任务，而是需要协调个人、家庭、社会各种资源，发挥各方面积极性。因此，在人口老龄化的背景下实施健康管理更深远的意义在于尽可能延长老年人群的健康期，缩短带病期和伤残期，并尽可能提高老年人的自理能力。这不仅关系到国家和整个社会老龄人口负担的缓解，也直接关系到未来我国人口老龄化的整体形象。

2. 提升服务能力：从医疗能力提升到医养结合能力提升

随着我国老龄化、高龄化进程不断加快，老年人口的健康问题日益凸显，其疾病特点呈现为以慢性病为主，需要长期治疗、康复和照护服务。如果病情稳定的老年人长期在大医院住院治疗，既浪费大医院的优质资源，又加重了老年人的经济负担。而将卫生部门主管的社区卫生服务中心与民政部门主管的城市居家养老服务中心或社区养老院等进行整合并构建起一定联动协作机制，发展成为促进老年人健康的实体和民间组织，并加强与市场的有效衔接，发挥它们的资源合力，那么基层养老照护工作机制将会更加合理顺畅，老年人的多样化健康服务需求将得到更为充分、合理的保障。

推进医养结合工作进程，大幅提升医养结合服务能力，切实保障我国老年人群医疗、护理、康复和照护等多样化健康服务需求成为大势所趋。迫切需要社会各方力量参与进来，整合现有医疗资源与养老服务资源，促进医疗与养老服务的功能互补。这不仅有利于解决护理机构护理人员数量不足、专业素质不高的问题，减轻医疗机构诊疗压力，促进医疗资源的有效配置与利用，发挥各医疗机构的比较优势，而且对于切实满足老年群体的健康服务需求，提高其生活质量，促进健康老龄化具有重要意义。

二 应对健康经济风险

（一）可持续金融资本的健康经济风险应对策略

1. 降低疾病经济负担

慢性病患者的长期治疗费用给其家庭带来沉重的经济负担。目前虽然部分地区门诊特殊慢性病补偿比例得到提高，但由于设置的封顶线偏低，慢性病患者往往更愿意选择补偿比例更高的住院治疗，因而不仅增加了慢性病患者家庭的经济负担，也造成基本医保统筹基金的沉重压力。而对于慢性病患病率相当高的农村老年群体，即便参加了城乡居民基本医保和大病保险，也依然面临着高额的自付医疗费用负担。根据 2013 年第五次国家卫生服务调查，老年人口需住院未住院比例为18.2%，其中高达7.9%的需住院老年人是因经济困难未住院的，且农村地区高于城市地区。① 由此可见，经济负担依然是阻碍农村老年居民获取所需医疗服务的重要原因，亟待各方面采取措施提高慢病人群，尤其是农村老年慢病人群的住院及门诊医保报销比例，并对发生高额医疗费用的贫困患者实施及时医疗救助。

2. 降低健康相关经济负担

尽管医疗保险可以减轻部分直接医疗费用对老年人个人及其家庭的经济负担，但是对于交通费、营养费、陪护费等直接非医疗费用无法给予补偿。由健康导致的经济收入的损失可能要比医疗费用更多，因此在补偿方式上，一方面我们需要进一步提高正式保障制度的保障能力，进一步缓解患者及其家庭医疗费用负担；另一方面适当鼓励多元化商业医疗保险的发展，为住院患者的高额陪护费用寻求合理补偿途径，并加强基层医疗卫生体系建设，落实分级诊疗，引导患者在县域内就诊，以减少因就医产生不必要的交通费、住宿费等支出。

（二）将医疗保险与长期护理、商业医疗保险相衔接

1. 构建长期照护保险制度，并与医疗保险相衔接

医疗保障制度仅局限于对医疗费用的补偿和救助，而忽略了对贫困老人日常照护服务费用的补偿，包括满足老年人日常照护需要所花费的显性成本，以及由于照护老人而损失的机会成本等，这些成本为老年人家庭带来沉重的经济负担，加大了其陷入贫困的可能性。因此，在正式社会分担制度方面，建立专门的老年人长期照护保险制度成为我国社会发展的必然选择。

通过借鉴不同类型福利国家老年保障计划可以发现，长期护理保险制度能够有效保障老年人在生活不能自理或缺乏自我保护能力时，得到所需要的家庭和社会支持，满足老年人疾病预防、卫生服务、长期护理、心理卫生保健等多种权利需求，并能够分担老年人及其家庭

① 国家卫生计生委统计信息中心：《2013第五次国家卫生服务调查分析报告》，中国协和医科大学出版社2015年版。

高额的长期护理服务费用,降低失能老年人及其家庭面临的多维贫困风险,避免发生因病致贫、因病返贫。①

在我国长期照护保险制度的设计与实施过程中,尤其需要明确各方主体的职能定位。在综合考虑各方面承受能力前提下,通过构建由国家、雇主、集体、家庭和个人共同的责任明确、合理分担的多渠道筹资机制,实现社会互助共济和费用分担,并充分发挥社会保障制度固有的再分配功能,确保不同职业类型、收入水平、风险抵御能力的国民平等享受保障待遇的权利。此外,应明确向弱势群体倾斜的政策取向,保障贫困老人基本照护服务需要。

2. 做好医疗保险与商业医疗保险的衔接

鼓励部分地区设立补充医疗保险,旨在与基本医疗保险、大病保险、医疗救助形成一种多重医疗保障机制,以进一步减轻贫困人口医疗支出压力,加大托底保障力度。在执行过程中要注重补充保险承办方案的合理设计,避免保险公司纯粹以"利润最大化"为目的,同时也要避免贫困群众过度利用福利政策而导致医疗资源的浪费。因此,补充医疗保险的实行虽然以市场化的商业医疗保险为主,但卫生健康行政部门及政府相关部门需对其建立有效的监管机制。而且,为了避免该项福利政策在贫困人群中的断崖式削减,应该采取政府渐退、群众渐进的方式,引导贫困人群建立自主性的风险规避意识,并可探索将政策受益人群从贫困人群向非贫困人群扩大。

3. 正式支持与社会力量的互相补充

社会力量提供的慈善救助应当立足于"补充与补缺",重点弥补社会医疗救助制度的不足。孙菊等人认为这种"补充与补缺"可以体现在三个方面:一是为解决政府医疗救助覆盖人群不足的问题,慈善救助可以对社会医疗救助制度覆盖范围之外的贫困边缘人口、相对贫困人口以及其他特殊人群等提供帮扶;二是相较于基本救助水平,

---

① 黄莉莎:《中国农村老年多维贫困测度及致贫因素分析》,硕士学位论文,浙江财经大学,2018 年。

慈善救助应当针对重特大疾病人群、特殊需求疾病人群提供较高水平的救助服务；三是基于慈善救助的灵活性、物资来源的多样性，可以开展多种灵活形式的救助行动。①

减轻贫困患者的健康经济风险，进而降低其健康贫困脆弱性，需要引导社会力量参与医疗保障体系建设，促进政府医疗救助与慈善医疗救助之间建立起一种协调与合作机制，强化二者的保障合力。一是加快建立社会力量参与健康扶贫行动网络平台，完善救助人员身份验证、社会组织精准募捐、救助资金发放等流程，定期发布健康扶贫实施进展和地方健康扶贫帮扶需求，组织社会力量精准对接。二是动态调整不同地区贫困优惠政策，使有限的救助资源在地区间、城乡间得到合理分配。三是发动社会公众与媒体对慈善组织捐赠过程的监督，以进一步提高这些组织的公信力、透明度。四是鼓励有资质的民营三级医疗机构发挥公益作用，参与对欠发达地区基层医疗卫生机构的对口帮扶工作。

第三节　健康贫困脆弱性治理：充分履行政府在抵御健康贫困中的作用

健康扶贫开展以来，中央和地方政府层面一再加大对卫生体系的投入力度，包括提高基层卫生体系标准化建设资金标准、提高医保基金筹资水平等，在提升贫困居民医疗保障水平、改善卫生服务提供质量上取得了显著工作成效。健康贫困（脆弱）人群的救助与管理具有促进社会公平和谐稳定的重要意义，需要政府在其中履行主导职责。本节将从健康贫困脆弱性治理的对象目标、保障制度功能定位、主体责任履行，即优化扶贫对象的动态识别、明确各项健康保障制度的功能边界、发挥政府保障和配置健康资源的作用这三方面出发，提出健康贫困脆弱性治理的具体策略。

---

① 孙菊、甘银艳：《慈善医疗救助发展的现状、问题与对策》，《社会保障研究》2015年第 2 期。

一 明确目标：扶贫对象的动态识别

（一）从已贫困向贫困脆弱性转变

传统减贫政策是对已经贫困状态的事后应对策略，并未在贫困发生之前考虑未来受到风险冲击而陷入贫困的问题。从脆弱性这一反贫困的新角度入手，可以调动国家、社会、个体多方面的力量，综合利用各种物质和人力资源，以前瞻的和动态的分析手段来预测可能发生的福利变化，并在贫困发生之前采取针对性措施狙击贫困，对于反贫困事业取得突出工作成效具有重要作用。

健康扶贫政策的扶持对象是因疾病而陷入贫困的家庭和个人，那么因病致贫、因病返贫的对象如何界定便成为精准扶贫需要重点解决的问题。一个家庭是否发生因病致贫不仅涉及家庭成员的疾病经济负担，还需要综合考虑家庭可以承受的支付能力，以及社会支持等综合因素。而贫困是一个变化着的状态，现阶段不贫困的家庭在未来可能会陷入贫困，现在贫困的家庭在未来也可能会脱离贫困，将扶贫对象的识别标准由静态转为动态、由已贫困转为具有贫困脆弱性，是促进当前及未来扶贫工作取得事半功倍效果的合理策略方向。

（二）从收入贫困向能力剥夺型贫困转变

从短期视角来看，将收入作为识别和测度贫困的标准符合当前生产力水平和经济发展状况；但从长远视角考虑，仅以收入作为贫困识别和测度的尺度，与经济社会多元化的发展现状不相适应，易使一些贫困人口脱离扶贫政策覆盖范围，从而导致精准扶贫难以真正精准。[1]正如已有研究结果显示，尽管收入贫困始终是中国农村多维贫困的第一致因，但其对贫困的贡献度呈下降趋势，其他诸如教育、健康等维度的贡献度正日益上升。[2]

---

[1] 孙咏梅、方庆：《消费视角下的贫困测度及精准扶贫探索——基于我国农村地区消费型贫困的调研》，《教学与研究》2017 年第 4 期。

[2] 张全红、周强：《中国农村多维贫困的动态变化：1991—2011》，《财贸研究》2015 年第 6 期。

目前扶贫开发政策的制定主要根据人群的当前收入和消费状况来确定贫困线指标，收入低于贫困线以下的便纳为建档立卡贫困户，享有相应帮扶政策待遇。然而这种扶贫方式是静态的、滞后的，没有考虑家庭未来可能面临的福利相关风险，仅仅是一种事后扶贫，无法在贫困发生之前狙击贫困。而且今天的贫困状态不等同于明天的贫困状态，现在贫困的家庭很可能很快实现脱贫，也可能一直陷入贫困深渊；现在非贫困的家庭因遭受风险冲击也可能会陷入贫困。任军营经过分析得到，随着扶贫工作进程的不断发展，其发挥的实际效果处于逐步减弱的状态，返贫、脱贫率的交替变动导致贫困发生率难以显著降低，表明我国目前的扶贫政策已不能满足当今及以后的减贫需要。①

基本可行能力被剥夺是引致贫困的根本原因，将关注点从仅考虑收入贫困，转为考虑更包容的可行能力的剥夺，有助于更全面地理解人类生活的贫困。② 因此，健康贫困的治理应首先精准识别出，在健康参与能力、健康预防和治疗能力以及健康保障能力等健康相关能力上存在不足或缺失的人群，而后才能进一步实施精准帮扶和精准管理。杨晓娟的研究也表明，通过对当前贫困地区健康贫困脆弱性特征分布、范围以及变化规律进行预测分析，并对贫困人群健康致贫因素之间深层次的量化关系和作用机理进行剖析探讨，能够显著提高健康贫困脆弱人群识别的精准程度，也便于对此类人群的动态筛选和管理。③ 这也是本书以农村老年人家庭为对象，识别分析其健康贫困脆弱性风险的主要初衷。

（三）从绝对贫困向相对贫困转变

相关数据显示，我国2/3的贫困人口具有返贫性质，已脱贫的一

① 任军营：《豫西山区农户贫困脆弱性测度研究》，硕士学位论文，西北农林科技大学，2014年。

② ［印］阿马蒂亚·森：《以自由看待发展》，任赜、于真译，中国人民大学出版社2002年版。

③ 杨晓娟：《贫困精准识别问题研究》，《当代农村财经》2018年第3期。

部分人口也处于脆弱不稳定的状态。① 然而，我国现有医疗保障制度仅侧重于减轻现有贫困人群在特定时间段内，因疾病产生的医疗费用负担，无法确保原有贫困户在未来不返贫，也无法避免新的贫困户增加。此外，当前大病保险和医疗救助制度倾斜性政策也仅针对现有贫困人群，而处于贫困线边缘的非建档立卡居民，其收入水平与建档立卡贫困人口并无明显差距，但是所享受的医疗保障待遇却存在相对大的区别；当此类边缘低收入群体面临严重健康风险冲击时，大额医疗费用支出将使其家庭难以负担而陷入健康贫困。为切实阻止因病致贫、因病返贫的恶性循环，未来健康扶贫对象的识别标准不应仅以一个静态滞后的贫困标准线来确定，健康贫困的治理对象也不应局限于此类"绝对贫困"人群，而应当探索将"相对贫困"人群纳入考虑，如将个体收入低于社会平均收入水平一定差距的部分群体作为扶持救助对象。

相比农村居民，城市居民由于交通、教育等生活设施的现代性，需要承担更高的生活成本支出。而对于工作收入过低或失业的城市居民，若缺乏相应社会保障、救济，其具有的贫困脆弱性及可能陷入的贫困深度，不亚于农村贫困居民。此外，城市贫困居民（包括通过移民搬迁等方式由农村转为城镇户口的失地农民）大多年龄偏大，文化程度较低，职业技能逐渐不能适应社会快速发展的需要，重新参加各类培训的积极性也不高，再就业难度增加；此类生计资本不足的问题也深刻影响着城市贫困居民及其家庭抵御健康风险冲击的能力，加大其健康贫困脆弱性。

由此可见，针对相对贫困人群的动态识别工作对于我国（尤其是城市地区）未来扶贫工作的深入推进尤为必要。未来扶贫对象的识别标准应增加相对贫困这一向度，从社会、经济、政治、人口、自然、

---

① 顾仲阳：《中国贫困人口 10 年减 6734 万 2/3 脱贫后又返贫》，《人民日报》2011 年 11 月 17 日。

文化等多维尺度出发来确定处于相对贫困状态的人群①，进而实施精准帮扶与管理。

二　明确功能：各项健康保障制度的功能和边界

（一）基本医疗保险是普惠性质，应确保横向公平

国务院《关于整合城乡居民基本医疗保险制度的意见》（国发〔2016〕3 号）对于基本医疗保险制度，确立的基本原则之一是："立足基本、保障公平"，要求"保障城乡居民公平享有基本医保待遇，实现城乡居民医保制度可持续发展"。可见，基本医疗保险制度是面向全体参保居民的一项普惠性制度，不具有兜底保障功能，应体现待遇平等、公平享有原则。目前部分地区在基本医疗保险制度设计中采取针对贫困人口降低或取消起付线、提高报销比例的扶贫倾斜做法，虽然出发点是为减轻贫困患者医疗费用负担，但可能带来城乡参保居民之间的横向不公平性。因此，在健康贫困（脆弱性）治理过程中需要对基本医疗保险的"普惠"性质加以明确和强化，避免影响参保居民之间的横向公平。

（二）大病医保具有防贫功能，可体现倾斜性功能

国务院文件（国办发〔2015〕57 号）强调："不断提高大病保障水平和服务可及性，着力维护人民群众健康权益，切实避免人民群众因病致贫、因病返贫。"但目前各地大病保险筹资标准普遍偏低，导致其托底保障作用的发挥十分有限。② 因此，对大病保险制度的筹资机制进行合理设计，拓宽多元化的大病保险筹资渠道，提高大病保险的筹资水平尤为必要。唯有如此，才能充分发挥大病保险对贫困患者高额医疗费用的补偿保障作用，切实防止因病致贫返贫的发生。此外，大病保险起付线应考虑到城乡之间的异质性，进行分别设计。按

---

① 郭继强：《对于人类社会贫困问题的理论思考》，《甘肃理论学刊》1996 年第 12 期。

② 邓微、卢婷：《我国城乡居民大病保险筹资机制探讨——基于全国 28 个省市的样本分析》，《中国医疗保险》2015 年第 8 期。

照国办发〔2015〕57号文件精神，大病保险的起付线以"当地统计部门公布的上一年度城镇居民、农村居民年人均可支配收入作为主要测算依据"。可见，由于城乡居民平均收入之间存在较大差距，所能承受的高额医疗费用或达到灾难性医疗支出标准的费用水平有较大差异，不宜采用相同大病保险起付线。而通常农村居民承受高额医疗费用的经济能力相对较弱，所以大病保险起付线设置应向农村居民进行适当倾斜。另外，灾难性卫生支出的发生是以家庭作为衡量单位的，健康贫困（脆弱性）的应对也理应从家庭视角出发，探索以家庭为单位测算大病保险起付标准。对于一些个人所发生的医疗费用未及大病保险起付线，但家庭成员的医疗费用合计超出大病保险起付线的多成员家庭，也给予相应大病保险政策报销待遇，探索实施家庭合算政策。

（三）医疗救助应履行底线保障功能

医疗救助制度具有医疗保障和社会救助的双重特性，旨在确保低收入群体在患病时不因生活贫困而无法就医，防止"疾病—贫困—疾病"的恶性循环，保障他们的生存权和健康权。因此，医疗救助制度是社会保障兜底扶贫的重要组成部分，也是医疗保障体系扶贫功能的最后一道防线，对于因病致贫返贫的治理具有显著的作用。作为政府底线公平的重要体现，医疗救助工作应该由政府职能部门主导、发挥其与基本医疗保险在补偿对象和补偿范围上的互补作用。同时，探索从"因病返贫"的事后救助转型为对高健康贫困脆弱性群体的事先干预是促进医疗救助工作取得更大成效的合理途径。医疗救助对象的条件设置不应仅考虑一个静态的、特定的收入标准，而应适当拓宽受益人群范围，可探索对收入水平略高于社会平均收入一定比例的低收入人群设置相应救助政策（若在基本医保、大病保险报销后仍无力负担大额医疗费用的低收入人群），并随社会经济状况发展对救助条件和标准进行动态调整。以保障健康贫困脆弱性较高的低收入人群在面对严重健康风险冲击时，就已经享有医疗救助相关政策待遇，而非被排除在医疗救助覆盖范围之外，最后因发生灾难性医疗支出而陷入贫困。从而避免事后再申请救助带来的救助工作的滞后性，真正发挥医疗救助制度作为防止因病致贫返贫最后一道防线的托底保障作用。此外，还应采取措施进一步强化医疗救助与基本医疗保险、大病保险之间的有机衔接和协调，继续优化"一站式"结算模式，提升流程操作的规范性。

（四）商业保险的补充功能

健康扶贫补充医疗保险是地方政府根据本地区实际，专门为贫困患者建立的一种医疗保险救助机制。举办补充医疗保险不是一项强制性工作要求，将其功能定位为"最终兜底"的工作做法有失妥当。当参保人数基数偏小、贫困人口发病率和住院率较高，患者过度医疗消费和医院过度治疗等情况发生时，商业保险极有可能面临穿底风险。因此从当前实际出发，商业医疗保险不宜作为一种履行兜底保障功能的保险，将其功能明确为补充保障更为合理。此外，为了避免商业保险公司的过度逐利行为，政府及医保等部门应该对补充性商业医疗保险在保险条款设计、投保标准、基金管理、保单支付等方面进行监管机制的不断优化设计。

三 明确责任：发挥政府在健康资源保障和配置中的作用

（一）政府底线保障的作用

近年来的健康扶贫实践充分证明，解决贫困人口因灾难性医疗支出而导致的因病致贫返贫问题，在现阶段城乡居民基本医疗保险整体保障水平不高的情况下，仅靠普惠性基本医疗保障均等化是远远不够的，还必须对贫困人口采取特惠性保障倾斜措施。一方面要逐步提高城乡居民基本医疗保险水平和均等化水平；另一方面要对贫困人口采取有针对性的倾斜政策，完善大病保险、医疗救助、补充保险等倾斜性制度措施，加大医疗保障力度，提高贫困人口受益水平。这必然要求具备稳健、可持续的筹资渠道，鉴于目前大病保险单一的筹资渠道、普遍偏低的筹资水平，应探索由政府财政支出为大病保险的筹资提供稳定的资金支持，以确保大病保险防贫功能的充分发挥。此外，还应重点推进以下工作措施。

1. 继续资助贫困群众参加基本医保

对特困供养人员、低保对象和新贫困标准线下的贫困人口，继续分别实行全额补贴和部分补贴的参保资助政策，以确保贫困群众参保率达到 100%，把好防止出现因病致贫返贫的第一"关口"。

2. 加大医疗救助资金投入

财政部、民政部印发的《城乡医疗救助基金管理办法》（财社〔2013〕217 号），将县级以上人民政府建立的城乡医疗救助基金的主要来源规定为"地方各级财政部门每年根据本地区开展城乡医疗救助工作的实际需要，按照预算管理的相关规定，在年初公共财政预算和彩票公益金中安排的城乡医疗救助资金"。根据国务院办公厅关于《基本公共服务领域中央与地方共同财政事权和支出责任划分改革方案》（国办发〔2018〕6 号），医疗救助属中央与地方共同财政事权。由于贫困地区政府财力有限，自行安排的医疗救助基金能力不足，应继续增加中央财政投入的医疗救助专项转移支付资金，明确中央对不同地区的补助标准和地方出资标准，并随着各级财政收入的增长而相应增加。民政部等六部门于 2017 年 1 月联合下发的《关于进一步加强医疗救助与城乡居民大病保险有效衔接的通知》（民发〔2017〕12 号）也已经提出："鼓励有条件的地方对困难群众合规医疗费用之外的自负费用按照一定比例给予救助，进一步提高大病保障水平。"为保障医疗救助底线保障功能的充分实现，政府应履行其主导职责，不断提高医疗救助资金筹集水平，并健全医疗救助资金使用管理制度。

3. 确保大病集中救治专项资金

罹患重大疾病是导致因病致贫、返贫的重要原因，对重大疾病患者实施分类集中救治，是解决现阶段因病致贫人群现实困境的最直接手段。然而现有建档立卡贫困户中的重症大病患者，由于自身免疫能力、病情严重程度、医疗技术能力等综合因素制约，即使通过"三个一批"健康扶贫政策的救治，也并非能够全部得到一次性治愈或恢复健康，大量患者仍需长期维持治疗。因此，大病集中救治是一项长期的工作任务，需要消耗极大数额的医疗经费，对基本医保、大病保险、医疗救助基金都带来极大的压力。在目前医保基金和医疗救治基金都普遍紧张的状况下，应由政府保障对贫困人口重症大病患者集中救治专项资金的投入。而由于贫困地区的地方财政、特别是县级财政自身创收能力较弱，随着贫困人口健康医疗期望值日益增长，要求县财政大幅增加卫生方面的投入将存在较大困难，可实施性差。因此，为确保贫困地区或欠发达地区大病集中救治等健康扶贫工作保质保量落实到位，中央和省级的财政转移支付应充足到位且适时加大力度。

（二）对贫困人群资源的调配

1. 调配不同收入人群之间服务利用的公平性

已有学者经过分析得到，我国当前医保制度设计时没有建立根据经济实力水平调整自付限额的工作机制[1]，在一定程度上限制了低收入群体利用卫生服务；一定的经济实力在事实上成为拥有和享受医疗保险待遇的重要先决条件，中高收入人群对医疗服务利用得更多，从而造成了不同收入人群之间基本医疗服务利用的不公平现象。由此，应根据贫困地区经济社会发展状况，适当降低基本医保筹资标准，并相应提高普通门诊统筹、门诊特殊慢性病补助和住院支付补偿标准，促进不同收入水平的居民均能合理利用公平可及的基本医疗卫生服务。

2. 调配服务可及的公平性

研究表明，获取健康资源的能力不足是导致我国农村人口健康贫困的重要原因，对这一问题的解决措施之一即加强健康服务公共支持体系建设。[2]家庭医生作为城乡居民的健康守门人，在保障我国广大农村居民享有基本医疗、预防保健和健康管理等服务上能够发挥核心支持作用。然而，目前我国重点人群特别是贫困对象家庭医生签约率

---

① 韩志奎、董振廷：《困难群体医疗保障政策的实践效应分析——基本医疗保险制度改革以来的历程》，《中国医疗保险》2013 年第 11 期。

② 原新等：《我国农村人口的健康贫困探讨》，《南开学报》2005 年第 4 期。

虽然较高，但是在大部分地区，家庭医生签约服务工作的真正落实是有待考量的。一方面是由于基层全科医生的数量不足，难以满足签约服务工作的需要；另一方面是因为家庭医生签约服务费（如基本医保基金、基本公共卫生服务项目经费）未能及时保障到位，使得家庭医生服务积极性较低。家庭医生签约服务的不到位，会影响贫困人群疾病的早期筛查和早期干预工作，制约重大疾病或慢性病等重点致贫病种的防控关口前移，从而在一定程度上影响健康扶贫的工作成效。对此，应由国家层面参照国家基本公共卫生项目，对家庭医生服务的基本内容和边界进行顶层设计，并对家庭医生团队的基本构成、职责分工和服务规范性等不断进行优化设计和加强监管实施。各地可结合本地实际，在国家基本要求的基础上，设计针对不同人群多层次、多类型的个性化签约服务包，满足居民多样化的健康服务需求。

与此同时，国家应该对家庭医生签约服务的筹资来源、家庭医生团队的补助标准等提出指导性意见，再由各地根据本地基本医保筹资水平、基本公共卫生服务补助标准等因地制宜地设计具体的签约收费标准和签约服务补偿标准。对于在贫困边远、地广人稀、交通不便等服务难度较大、服务成本较高地区的居民，应倾斜性地提高其获得家庭医生签约服务的补偿标准。此外，应充分发挥乡村医生在签约服务中的重要作用，保证其提供签约服务的合理报酬，并将签约服务的规范性、完成率等考核与服务补偿挂钩，督促家庭医生团队认真落实各项服务。

第四节 健康贫困脆弱性治理：提升专业部门 健康贫困精细化管理能力

本节将着眼于医疗保险基金管理、医疗保障政策制定、卫生监管等专业部门在健康贫困精细化管理中的功能发挥，分别从医疗保险费用的精细化控制和卫生行业的标准化监管两方面，对健康贫困脆弱性的应对策略进行具体剖析。

一　医疗保险费用的精细化控制

研究表明，医疗保险的减贫路径包括通过改善健康状况增加劳动供给[1]、降低预防性储蓄以增加生产性和人力资本投资[2][3]、缓解灾难性医疗支出带来的经济冲击。[4] 是以，医疗保险费用的精细化管理在应对健康贫困（脆弱性）方面具有重要意义。

（一）提高医保费用的使用效率

基本医疗保险基金使用管理遵循"以收定支、收支平衡、略有结余"的原则，国家人力资源和社会保障部、财政部《关于进一步加强基本医疗保险基金管理的指导意见》（人社部发〔2009〕67号）规定：基本医疗保险统筹基金累计结余原则上应控制在6—9个月平均支付水平；累计结余超过15个月平均支付水平的，为结余过多状态，累计结余低于3个月平均支付水平的，为结余不足状态。当年和累计基金结余如果过低，将导致风险加大，严重的甚至面临"穿底"的危险；而结余过多则反映基金利用率不高，保障作用发挥有限，不利于减轻群众医疗费用负担。这就需要适度控制基金当年结余率和累计结余率，努力实现基金风险控制与加大保障力度的有效平衡。在经济社会发展水平不断提高的同时，相应提高基本医疗保险整体筹资水平和保障水平。

同时，还需要提高医保基金的周转效率。为消除贫困人群就医阻

① Fogel and Robert W. , "Economic Growth, Population Theory, and Physiology: The Bearing of Long - Term Processes on the Making of Economic Policy", *American Economic Review*, Vol. 84, No. 3, 1994, pp. 369 - 395.

② Hamid, Syed Abdul, Jennifer Roberts and Paul Mosley, "Can Micro Health Insurance Reduce Poverty? Evidence from Bangladesh", *Journal of Risk and Insurance*, Vol. 78, No. 1, 2001, pp. 57 - 82.

③ Chen, Yuyu and Ginger Zhe Jin, "Does Health Insurance Coverage Lead to Better Health and Educational Outcomes? Evidence from Rural China", *Journal of Health Economics*, Vol. 31, 2012, pp. 1 - 14.

④ Ross, Catherine E. and John Mirowsky, "Does Medical Insurance Contribute to Socioeconomic Differentials in Health?", *Milbank Quarterly*, Vol. 78, No. 2, 2011, pp. 291 - 321.

碍，力保农村贫困患者得到及时救治，"看得起病"且"看得方便"，农村贫困患者县域内住院先诊疗后付费政策与"一站式"即时结算模式得以实施。大部分地区要求健康扶贫定点医疗机构在执行先诊疗后付费与一站式结算时，对贫困患者合规医疗费用中医保补偿的部分进行垫付。此外，由于贫困患者无须支付入院押金且治疗过程中也无须支付任何费用，定点医疗机构还承担着个别患者恶意逃费的风险。这些均使得健康扶贫定点医疗机构承担了较大的资金垫付压力。为此，一方面，应提高医保资金拨付效率，缩短拨款周期，探索对定点医疗机构一定年度内相关资金的拨付比例做出明确规定；另一方面，对确有困难、出院时无法一次性结清自付费用的贫困患者，可采取分期付款模式，对于恶意拖欠费用的贫困患者纳入黑名单，取消其享受健康扶贫优惠政策的资格。

（二）缩小实际补偿比与名义补偿比的差距

国务院《"十三五"卫生与健康规划》和《关于整合城乡居民基本医疗保险制度的意见》（国发〔2016〕3号）都明确规定：城乡居民"政策范围内住院费用基本医保支付比例保持在75%左右"，但限于我国基本医保基金的实际支付能力，也为了避免道德损害风险，医疗保险制度中设置了起付线、封顶线、共付比例等成本控制措施。而不同地区不同层级医疗机构设置的救助比例存在差异，当前我国部分地区基本医保和大病医保的封顶线还比较低。此外，由于基本医保的目录限制，那些因治疗需求目录外用药和诊疗项目较多的患者，其基本医保住院实际补偿比例与政策范围内补偿比例之间存在着不小的差距，即便在基本医保对贫困人口住院补偿实行倾斜的部分地区，这种差距也依然存在。

因此，基本医保住院统筹支付政策的重新设计与调整尤为必要。为整体提升全人群基本医疗保险的补偿水平，确保实现"范围内住院费用基本医保支付比例达到75%"这一目标值，一方面应对基本医保基金中门诊和住院补偿的构成比例加以规定，提高门诊慢性病保障水平；另一方面要科学合理明确医保目录，动态调整和适当扩大基本医保药品报销目录范围，适时纳入重症大病（如恶性肿瘤等）所需的高价药品。这是降低全人群疾病经济风险的基本保障，也是防止因病致贫返贫的第一道防线。

二　卫生行业的标准化监管

（一）对患者：确保提供适度的健康服务及保障

在健康贫困（脆弱性）的治理过程中，对患者（尤其是建档立卡贫困患者）的健康服务利用行为进行有效的管控和积极引导也是十分重要的一环。一是在推进县乡村医疗卫生"一体化"建设的同时，不断建立健全分级诊疗制度，充分发挥医保的杠杆作用来促进医疗资源下沉、健康关口前移，积极引导参保患者建立有序就诊意识，形成合理控费的内生动力。二是坚持慢性病以门诊治疗为主、普通疾病以县域内诊疗为主的原则，严格控制住院率、转诊率，劝解贫困对象控制不合理服务需求，避免"小病大治"，规避不合理医疗费用支出。三是在继续完善并实施贫困患者住院"先诊疗后付费"和"一站式"结算政策的同时，对于"赖医赖床"、恶意欠费逃费的贫困对象纳入黑名单，限制其后续享受健康扶贫一系列政策的权利。

（二）对供方：确保健康服务及费用的合理性

为应对医疗费用不合理增长问题，缓解健康贫困脆弱人群医疗费用负担，对供方，即定点医疗机构提供的健康服务及价格进行合理管控也尤为重要。医保部门作为医保基金使用管理的责任部门，应加强对定点医疗机构诊疗行为的监管，严格控制定点医疗机构救治贫困对象的例均费用，并明确限制医保目录外非合规费用所占比例，规定超过一定比例的目录外费用为不合规救治费用，由医疗机构自行承担。

同时，应不断强化医疗保险支付方式改革在规范医疗服务及价格中的关键作用。2016年8月，习近平总书记在全国卫生与健康大会上指出：要健全医保支付机制，健全利益调控机制，引导群众有序就诊，让医院有动力合理用药、控制成本，有动力合理收治和转诊患者，激发医疗机构规范行为、控制成本的内生动力。通过支付方式改革，可以促进医疗机构加强对医疗服务行为的管理，主动降低成本；是推进医疗服务供给侧改革、提高医保基金使用效率的重要措施。各医疗机构应结合自身实际，持续推进按病种付费工作，加强按疾病诊断相关分组（DRG）付费工作的培训学习。

本章小结

贫困（包括健康贫困）的应对是在诸多重要的理论、理念的提出与发展下不断推进的过程。其中，贫困代际传递是指贫困以及造成贫困的不利条件和因素，从年老一代延续到下一代甚至几代人身上，使得后续世代重复其上一代的境遇。为避免贫困的延续和反复，应倡导在满足当代人需要的同时，不对后代人满足需要的能力构成危害的发展，即坚持可持续发展的理念。而与可持续发展理念密切联系的可持续生计，是一个应对贫困的关键概念，其内涵是指为改善长远生活状况，个人或者家庭所拥有以及获得的谋生能力、资产和有收入的活动。可持续生计分析框架是帮助人们认识生计状况的一个工具，是对与农户生计、特别是贫困问题有关的复杂因素进行分析的一种方法。已有大量研究表明，作为家庭的生计资本之一，社会资本在减少（健康）贫困及其脆弱性方面发挥着重要作用。贫困群体陷入贫困且无法脱离的关键原因在于其获得机会的权利被剥夺，也就是指可行能力剥夺所致的贫困，即能力贫困。健康贫困也体现为一种能力贫困，是指参与医疗保障、卫生保健和享受基本公共卫生服务的机会的权利被剥夺，而带来的收入减少和贫困发生或加剧。研究结果显示，社会支持体系为降低（健康）贫困及其脆弱性发挥着不可替代的作用。在贫困脆弱群体的社会支持网络构建中，社会融合理论应运而生。基于此理论，健康风险的应对不仅限于个人，还需要政府、社区、机构、商业组织等进行共同干预；发展贫困人口的健康可行能力涉及个人、政府、社会组织（含医疗机构）等多方主体的责任，需要将贫困群体健康保障与健康可行能力促进加以有机结合。健康贫困脆弱性治理策略包括以下三方面：第一，积极应对健康风险；第二，充分履行政府在抵御健康贫困中的作用；第三，提升专业部门健康贫困精细化管理能力。为实现健康风险的应对，应采取针对性措施防控健康生理风险、抵御健康经济风险。而在健康贫困脆弱性治理工作实施中，应分别明确此项工作的对象目标、保障制度功能定位、主体责任履行，即优化扶贫对象的动态识别、明确健康保障制度的功能边界、发挥政府保障和配置健康资源的作用。此外，为促进健康贫困（脆弱性）的精细化管理，还应不断加强医疗保险费用的精细化控制及卫生行业的标准化监管。

参考文献

一　中文著作

国家行政学院编写组：《中国精准脱贫攻坚十讲》，人民出版社 2016 年版。

国家卫生计生委统计信息中心：《2013 第五次国家卫生服务调查分析报告》，中国协和医科大学出版社 2015 年版。

黄承伟：《精准扶贫精准脱贫的路径与实践》，湖南人民出版社 2018 年版。

林义：《农村社会保障的国际比较及启示研究》，中国劳动社会保障出版社 2006 年版。

世界银行：《2006 年世界发展报告：公平与发展》，清华大学出版社 2006 年版。

世界银行：《2000/2001 年世界发展报告：与贫苦作斗争》，中国财政经济出版社 2001 年版。

孙祁祥、郑伟：《商业健康保险与中国医改——理论探讨、国际借鉴与战略构想》，经济科学出版社 2010 年版。

孙晓杰：《中国卫生服务调查研究：第四次家庭健康询问调查分析报告》，中国协和医科大学出版社 2009 年版。

锁凌燕：《转型期中国城镇医疗保险体系中的政府与市场——基于城镇经验的分析框架》，北京大学出版社 2010 年版。

王静:《农村贫困居民疾病经济风险及医疗保障效果研究》,科学出版社 2014 年版。

乌日图:《医疗保障制度国际比较》,化学工业出版社 2003 年版。

徐爱燕:《财政支出的减贫效应研究》,科学出版社 2016 年版。

杨道田:《新时期我国精准扶贫机制创新路径》,经济管理出版社 2017 年版。

中国科学院可持续发展战略研究组:《中国可持续发展战略报告》,科学出版社 2004 年版。

周绿林等:《医疗保险学》,科学技术出版社 2006 年版。

二 中文译著

[美] 讷克斯:《不发达国家的资本形成问题》,谨斋译,商务印书馆 1966 年版。

[印] 阿马蒂亚·森:《以自由看待发展》,任赜、于真译,中国人民大学出版社 2002 年版。

[英] 安格斯·迪顿、约翰·米尔鲍尔:《经济学与消费者行为》,龚志民等译,中国人民大学出版社 2005 年版。

三 中文期刊

曹燕、汪小勤:《从社会资本理论思考我国居民的健康贫困问题》,《医学与社会》2007 年第 12 期。

陈化:《健康贫困与卫生公平》,《学术论坛》2010 年第 7 期。

陈菊:《健康扶贫可持续路径探析》,《卫生经济研究》2019 年第 4 期。

陈培榕等:《老年人医疗服务利用及其影响因素分析——基于中国健康与养老追踪调查的数据》,《中国社会医学杂志》2015 年第 2 期。

陈在余:《农户因病致贫的动态变化及其影响因素分析》,《湖南农业大学学报》(社会科学版) 2017 年第 6 期。

储毓婷等:《国内外经济脆弱性研究述评》,《生态经济》(学术版)

2013 年第 2 期。

褚福灵:《灾难性医疗风险家庭的认定》,《中国医疗保险》2016 年第 11 期。

邓利虹等:《城市贫困人群健康贫困负效应与政府救济策略分析》,《卫生经济研究》2015 年第 7 期。

邓微、卢婷:《我国城乡居民大病保险筹资机制探讨——基于全国 28 个省市的样本分析》,《中国医疗保险》2015 年第 8 期。

邓研华:《社会资本在农村反贫困治理过程中的效用分析》,《农村实用技术》2018 年第 12 期。

董黎明:《世界各国医疗保险制度大盘点:来自欧美日、日韩、南美的经验》,2016 年 10 月(https://xueqiu.com/5557079529/75838557)。

董丽霞:《中国的收入机会不平等——基于 2013 年中国家庭收入调查数据的研究》,《劳动经济研究》2018 年第 1 期。

方黎明:《社会支持与农村老年人的主观幸福感》,《华中师范大学学报》2016 年第 1 期。

方迎风等:《能力投资,健康冲击与贫困脆弱性》,《经济学动态》2013 年第 7 期。

符定莹、兰礼吉:《印度、巴西和墨西哥的医疗保障制度及其对我国的启示》,《医学与哲学》2011 年第 10 期。

高梦滔等:《健康风险冲击对农户收入的影响》,《经济研究》2005 年第 12 期。

高梦婷等:《湖北省农村家庭灾难性卫生支出及其影响因素》,《中国卫生统计》2016 年第 6 期。

顾仲阳:《中国贫困人口 10 年减 6734 万 2/3 脱贫后又返贫》,《人民日报》2011 年 11 月 17 日。

郭继强:《对于人类社会贫困问题的理论思考》,《甘肃理论学刊》1996 年第 12 期。

郭熙保等:《论贫困概念的演进》,《江西社会科学》2005 年第 11 期。

国家统计局:《中国城镇居民贫困问题研究》报告和《中国农村贫困

标准课题组研究》报告，1990 年。

国务院体改办赴巴西农村医疗卫生体制改革培训团：《巴西农村医疗卫生体制改革》，《国际医药卫生导报》2003 年第 7 期。

国务院新闻办公室：《健康扶贫工程"三个一批"行动计划发布会》2017 年 4 月 21 日（http：//www. gov. cn/xinwen/2017 – 04/21/content_ 5188005. htm#1）。

国务院医改领导小组办公室：《国家卫生健康委 2018 年 2 月 12 日例行发布会材料之一：深化医改工作进展》，《中华人民共和国国家卫生健康委员会》2018 年 2 月（http：//www. nhc. gov. cn/wjw/zccl/201802/541186f4e30b49ab8001cbe49037e42b. shtml）。

韩峥：《广西西部十县农村脆弱性分析及对策建议》，《农业经济》2002 年第 5 期。

韩志奎、董振廷：《困难群体医疗保障政策的实践效应分析——基本医疗保险制度改革以来的历程》，《中国医疗保险》2013 年第 11 期。

贺坤：《精准扶贫视角下中国农民工收入贫困与多维贫困比较研究》，《经济与管理研究》2018 年第 2 期。

洪秋妹：《健康冲击与农户贫困动态变化浅析》，《合作经济与科技》2014 年第 27 期。

胡洁怡、岳经纶：《农村贫困脆弱性及其社会支持网络研究》，《行政论坛》2016 年第 3 期。

胡伦等：《社会资本对农民工多维贫困影响分析》，《社会科学》2018 年第 12 期。

黄承伟等：《贫困脆弱性：概念框架和测量方法》，《农业技术经济》2010 年第 8 期。

黄承伟、覃志敏：《我国农村贫困治理体系演进与精准扶贫》，《开发研究》2015 年第 2 期。

黄德斌等：《制度公平基础上的医保精准扶贫措施——基于成都市实践的分析》，《中国医疗保险》2016 年第 2 期。

黄薇:《医保政策精准扶贫效果研究——基于 URBMI 试点评估入户调查数据》,《经济研究》2017 年第 9 期。

黄伟伟等:《社会资本对西部贫困地区农村老年人健康质量的影响路径——基于联立方程模型的中介效应检验》,《人口与经济》2015 年第 5 期。

黄潇:《健康在多大程度上引致贫困脆弱性——基于 CHNS 农村数据的经验分析》,《统计与信息论坛》2013 年第 9 期。

黄潇:《什么引致了农村居民贫困风险——来自贫困脆弱性测度和分解的证据》,《贵州财经大学学报》2018 年第 1 期。

黄晓燕、张乐:《印度公共卫生医疗体系》,《南亚研究季刊》2006 年第 4 期。

解垩:《公共转移支付与老年人的多维贫困》,《中国工业经济》2015 年第 11 期。

解垩:《健康对劳动力退出的影响》,《世界经济文汇》2011 年第 1 期。

金振娅:《国家卫健委、国家医保局:保障群众基本用药需求》,《国家新闻办公室》2019 年 4 月(http://www.scio.gov.cn/34473/34474/Document/1652200/1652200.htm)。

荆涛:《对我国发展老年长期护理保险的探讨》,《中国老年学》2007 年第 3 期。

蓝志勇等:《印度、巴西、中国扶贫经验比较》,《人口与社会》2018 年第 3 期。

雷安琪、杨国涛:《中国精准扶贫政策的国际比较——基于印度、巴西扶贫政策的案例分析》,《价格理论与实践》2018 年第 12 期。

雷海潮等:《对中国公共卫生体制建设和有关改革的反思与建议》,《中国发展评论》2005 年第 1 期。

黎洁等:《西部山区农户贫困脆弱性的影响因素:基于分层模型的实证研究》,《当代经济科学》2009 年第 5 期。

李华、李志鹏:《社会资本对家庭"因病致贫"有显著减缓作用吗？——基于大病冲击下的微观经验证据》，《财经研究》2018 年第 6 期。

李磊：《国家扶贫日系列活动之健康扶贫论坛》，中国日报网 2019 年 10 月（http://baijiahao.baidu.com/sid = 1647367021259750950&wfr = spider&for = pc）。

李丽忍等：《我国农村家户多维贫困脆弱性的测度分析》，《统计与决策》2019 年第 11 期。

李琼等：《印度医疗保障体系探析》，《保险研究》2008 年第 10 期。

李小云等：《论我国的扶贫治理：基于扶贫资源瞄准和传递的分析》，《吉林大学社会科学学报》2015 年第 4 期。

李小云等：《资产占有的性别不平等与贫困》，《妇女研究论丛》2006 年第 6 期。

李小云、许汉泽：《2020 年后扶贫工作的若干思考》，《国家行政学院学报》2018 年第 1 期。

李晓明：《贫困代际传递理论述评》，《广西青年干部学院学报》2006 年第 2 期。

李颖等：《世界典型国家减贫经验及对我国的启示》，《乡村科技》2019 年第 13 期。

李志明、邢梓琳：《德国的社会救助制度》，《中国民政》2014 年第 10 期。

梁莹：《广西推广健康扶贫"蒙山经验"》，《广西日报》2017 年 12 月 25 日。

林闽钢：《激活贫困者内生动力：理论视角和政策选择》，《社会保障评论》2019 年第 1 期。

林闽钢：《在精准扶贫中构建"因病致贫返贫"治理体系》，《中国医疗保险》2016 年第 2 期。

刘彬彬等：《社会资本与贫困地区农户收入基于门槛回归模型的检验》，《农业技术经济》2014 年第 11 期。

刘欢：《农村老龄家庭贫困脆弱性特征与社会保障水平关联研究》，

《首都经济贸易大学学报》2018 年第 1 期。

刘军军等：《慢性病患者健康贫困脆弱性的影响因素研究》，《中国卫生经济》2019 年第 5 期。

刘璐琳、余红剑：《可持续生计视角下的城市少数民族流动贫困人口社会救助研究》，《中央民族大学学报》2013 年第 3 期。

刘明月等：《易地扶贫搬迁农户的贫困脆弱性研究》，《农村经济》2019 年第 3 期。

刘伟、朱玉春：《健康风险对农户贫困脆弱性的影响研究》，《湖北农业科学》2014 年第 13 期。

刘亚孔、石丹淅：《可行能力视域下健康贫困治理的内在逻辑研究》，《三峡大学学报》2019 年第 6 期。

刘一伟：《社会保险缓解了农村老人的多维贫困吗？——兼论"贫困恶性循环"效应》，《科学决策》2017 年第 2 期。

刘颖：《农村贫困问题特点、成因及扶贫策略》，《人民论坛》2013 年第 35 期。

刘运国：《初级卫生保健的内涵及其在我国的发展回顾》，《中国卫生经济》2007 年第 7 期。

刘子宁等：《医疗保险，健康异质性与精准脱贫——基于贫困脆弱性的分析》，《金融研究》2019 年第 5 期。

马敬东等：《农村贫困家庭健康风险管理中非正式分担机制分析》，《医学与社会》2007 年第 5 期。

马志雄等：《大病冲击、经济状况与农户筹资约束相互影响机制研究——基于四川童寺镇 1105 个农户的调查》，《统计与信息论坛》2013 年第 5 期。

孟庆国、胡鞍钢：《消除健康贫困应成为农村卫生改革与发展的优先战略》，《中国卫生资源》2000 年第 6 期。

聂君：《精准扶贫的实践困境与对策研究——基于青海俄日村的调查》，《北方民族大学学报》（哲学社会科学版）2018 年第 5 期。

聂荣、张志国：《中国农村家庭贫困脆弱性动态研究》，《农业技术经济》2014 年第 10 期。

潘亚玲、杨阳：《德国"新贫困"问题研究》，《当代世界社会主义问题》2019 年第 3 期。

庞新玉：《咸宁市召开健康扶贫全面小康建设新闻发布会》，"中央广电总台国际在线" 2018 年 10 月（http：//hb. cri. cn/20181018/65a4d74f-c014-240d-9dc9-8ca4e28a2cf2. html）。

尚明佟：《巴西贫困与反贫困政策研究》，《拉丁美洲研究》2001 年第 3 期。

沈钰如：《印度医疗保健系统的近期改革经验》，《国外医学：医院管理分册》2001 年第 4 期。

世界环境和发展委员会：《我们共同的未来》，王之佳等译，吉林人民出版社 1997 年版。

苏芳等：《可持续生计分析研究综述》，《地球科学进展》2009 年第 1 期。

苏振兴：《反贫困斗争与政府治理能力——巴西案例研究》，《拉丁美洲研究》2015 年第 1 期。

孙菊、甘银艳：《慈善医疗救助发展的现状、问题与对策》，《社会保障研究》2015 年第 2 期。

孙菊：《新加坡医疗救助制度及经验启示》，《中国卫生经济》2017 年第 8 期。

孙丽娟、宫开庭：《越南医疗卫生体制发展与改革概述》，《中国卫生经济》2015 年第 9 期。

孙咏梅、方庆：《消费视角下的贫困测度及精准扶贫探索——基于我国农村地区消费型贫困的调研》，《教学与研究》2017 年第 4 期。

锁凌燕、冯鹏程：《医疗救助制度的国际经验及对中国的启示》，《中国卫生政策研究》2014 年第 9 期。

汤少梁等：《贫困慢性病患者疾病负担与健康精准扶贫政策研究》，《中国卫生政策研究》2017 年第 6 期。

唐政洪：《美国社会的救助和福利政策》，《中国民政》2016 年第

10 期。

万广华等:《如何更准确地预测贫困脆弱性:基于中国农户面板数据的比较研究》,《农业技术经济》2011 年第 9 期。

王国敏等:《贫困脆弱性解构与精准脱贫制度重构——基于西部农村地区》,《社会科学研究》2017 年第 5 期。

王海港:《中国居民收入分配的代际流动》,《经济科学》2005 年第 2 期。

王欢等:《贫困农村地区健康风险管理中的整体社会网络分析——以贵州省某村庄为例》,《中国卫生经济》2008 年第 12 期。

王欢、张亮:《社会资本与我国农村健康贫困的消除》,《医学与社会》2006 年第 7 期。

王金营等:《中国贫困地区农村老年人家庭贫困—富裕度研究》,《人口学刊》2014 年第 2 期。

王丽丹等:《安徽省农村脆弱人群现金卫生支出致贫影响及其相关因素分析》,《中国卫生经济》2013 年第 5 期。

王三秀:《农村贫困治理模式创新与贫困农民主体性构造》,《毛泽东邓小平理论研究》2012 年第 8 期。

王文娟、任苒:《印度卫生系统绩效以及对我国的启示》,《卫生经济研究》2007 年第 1 期。

王新云:《社会资本的社会保障功能与社会福利效应》,《理论界》2008 年第 4 期。

王怡、周晓唯:《精准脱贫与 2020 年我国全面建成小康社会——基于 2010—2017 年扶贫经验的理论和实证分析》,《陕西师范大学学报》(哲学社会科学版)2018 年第 6 期。

王盈怡等:《低保与城乡反贫困:一个多维贫困和多维不平等的视角》,《公共财政研究》2018 年第 6 期。

王志章、郝蕾:《日本反贫困的实践及其启示》,《世界农业》2019 年第 6 期。

位林惠:《堵住因病致贫返贫的窟窿》,《人民政协报》2019 年 7 月

27 日第 2 版。

吴军、夏建中：《国外社会资本理论：历史脉络与前沿动态》，《学术界》2012 年第 8 期。

吴显华：《国内外农村医疗保障的政府规制比较分析》，《医学与哲学》2008 年第 1 期。

习近平：《在解决"两不愁三保障"突出问题座谈会上的讲话》，《求是》2019 年第 16 期。

肖若石等：《人口特征因素在多大程度上影响了我国城镇收入差距——基于微观样本的夏普里分解》，《现代管理科学》2016 年第 1 期。

徐超、李林木：《城乡低保是否有助于未来减贫——基于贫困脆弱性的实证分析》，《财贸经济》2017 年第 5 期。

徐戈等：《社会资本、收入多样化与农户贫困脆弱性》，《中国人口·资源与环境》2019 年第 2 期。

徐晓红、荣兆梓：《机会不平等与收入差距——对城市住户收入调查数据的实证研究》，《经济学家》2012 年第 1 期。

徐月宾等：《中国农村反贫困政策的反思——从社会救助向社会保护转变》，《中国社会科学》2007 年第 3 期。

许庆等：《农村民间借贷的减贫效应研究——基于健康冲击视角的分析》，《中国人口科学》2016 年第 3 期。

许庆等：《"新农合"制度对农村妇女劳动供给的影响》，《中国人口科学》2015 年第 3 期。

杨文等：《中国农村家庭脆弱性的测量与分解》，《经济研究》2012 年第 4 期。

杨晓娟：《贫困精准识别问题研究》，《当代农村财经》2018 年第 3 期。

姚明明：《发达国家保障贫困群体可持续生计经验与启示》，《党政干部学刊》2018 年第 12 期。

叶初升等：《动态贫困研究的前沿动态》，《经济学动态》2013 年第

4 期。

叶静怡、周晔馨：《社会资本转换与农民工收入来自北京农民工调查的证据》，《管理世界》2010 年第 10 期。

尹海洁、关士续：《城市贫困人口贫困状况的代际比较研究》，《统计研究》2004 年第 8 期。

于梦非：《保障贫困人口就医主攻三大方向》，《健康报》2019 年 7 月 10 日 第 1 版 （http：//www. nhc. gov. cn/jkfpwlz/fpzllist/201907/0d8ca43c21794f76a0047613ea5d24c9. shtml）。

原新等：《我国农村人口的健康贫困探讨》，《南开学报》2005 年第 4 期。

翟绍果：《健康贫困的协同治理：逻辑、经验与路径》，《治理研究》2018 年第 5 期。

翟铁民等：《我国慢性非传染性疾病卫生费用与筹资分析》，《中国卫生经济》2014 年第 2 期。

张继文、赵玉：《区域反贫困的国际经验与启示》，《领导之友》2017 年第 4 期。

张龙斌：《善用"加减乘除"助力精准扶贫——安徽省铜陵市以提升医疗救助效益缓解因病致贫》，《中国民政》2016 年第 15 期。

张全红、周强：《中国农村多维贫困的动态变化：1991—2011》，《财贸研究》2015 年第 6 期。

张薇薇等：《老年人家庭灾难性卫生支出现况及其影响因素研究》，《上海交通大学学报》（医学版）2015 年第 3 期。

张玉利等：《社会资本，先前经验与创业机会——一个交互效应模型及其启示》，《管理世界》2008 年第 7 期。

张志国：《中国农村家庭贫困脆弱性影响因素研究——基于可持续生计分析框架》，《农村经济与科技》2018 年第 3 期。

张忠朝、袁涛：《医疗保障扶贫实施情况分析研究》，《中国医疗管理科学》2016 年第 4 期。

章铸、李荣生：《关于失地农民问题的思考》，《理论建设》2007 年第

2 期。

赵广川等：《"环境"还是"努力"？——医疗服务利用不平等的夏普里值分解》，《经济学报》2015 年第 3 期。

赵剑治、陆铭：《关系对农村收入差距的贡献及其地区差异——一项基于回归的分解分析》，《经济学季刊》2010 年第 1 期。

周君璧等：《农村家庭贫困脆弱性与扶贫对象精准确定》，《贵州社会科学》2017 年第 9 期。

周振、谢家智：《国外农村社会保障制度比较及对重庆的启示》，《重庆社会科学》2007 年第 12 期。

朱玲：《政府与农村基本医疗保健保障制度选择》，《中国社会科学》2000 年第 4 期。

祝伟等：《中国省际间农村居民收入结构和收入差距分析》，《中国人口资源与环境》2010 年第 4 期。

左停：《贫困的多维性质与社会安全网视角下的反贫困创新》，《社会保障评论》2017 年第 2 期。

四 中文论文

陈迎春：《我国农村健康贫困及农村医疗保障制度理论与实践研究》，博士学位论文，华中科技大学，2005 年。

陈忠：《我国失地农民安置制度创新的价值取向：从效率为先到利益均衡》，硕士学位论文，华东理工大学，2007 年。

仇冰玉：《农村老年人健康影响因素研究》，硕士学位论文，山东大学，2015 年。

崔西玲：《农村医疗救助与新型农村合作医疗衔接问题研究》，硕士学位论文，山东农业大学，2010 年。

单媛媛：《论瑞典社会福利制度及其对完善我国社会保障制度的启示》，硕士学位论文，南京财经大学，2016 年。

傅斐祥：《社会资本、健康风险对农户贫困脆弱性的影响研究》，硕士学位论文，西北农林科技大学，2019 年。

洪秋妹:《健康冲击对农户贫困影响的分析——兼论健康风险应对策略的作用效果》,博士学位论文,南京农业大学,2010年。

黄莉莎:《中国农村老年多维贫困测度及致贫因素分析》,硕士学位论文,浙江财经大学,2018年。

黄小琳:《贫困脆弱性度量及其影响因素研究——以红河哈尼族彝族自治州农户数据为例》,硕士学位论文,云南财经大学,2010年。

姜学夫:《城乡居民大病保险补偿方案优化研究》,硕士学位论文,上海师范大学,2019年。

解静:《福利国家模式变迁的历史比较研究》,博士学位论文,辽宁大学,2013年。

李恩平:《农村老年人口经济状况对健康和医疗资源利用的影响》,博士学位论文,中国社会科学院研究生院,2003年。

李丽:《中国城乡居民家庭贫困脆弱性研究》,博士学位论文,东北财经大学,2010年。

李艳双:《区域可持续发展评价问题研究》,硕士学位论文,河北工业大学,1999年。

刘凤鸣:《我国农村社会资本与贫困代际传递研究》,硕士学位论文,华中师范大学,2012年。

刘伟:《健康风险对农户贫困脆弱性的影响及对策研究》,硕士学位论文,西北农林科技大学,2014年。

刘雨嘉:《泰国"30铢治百病计划"存在的问题及解决对策研究》,硕士学位论文,大连海事大学,2016年。

吕晖:《基于疾病经济风险的农村贫困人口医疗保障制度研究》,博士学位论文,华中科技大学,2012年。

曲耀稼:《山西省城市贫困人口医疗救助问题研究》,硕士学位论文,山西财经大学,2018年。

任军营:《豫西山区农户贫困脆弱性测度研究》,硕士学位论文,西北农林科技大学,2014年。

阮光辉:《越南谅山省扶贫政策研究》,硕士学位论文,广西大学,

2016 年。

王欢：《社会资本对川滇藏区农户贫困脆弱性的影响研究》，硕士学位论文，四川农业大学，2016 年。

肖珊珊：《我国精准扶贫政策背景下农村健康扶贫研究》，硕士学位论文，南京大学，2019 年。

徐小言：《农村健康保障链构建研究》，博士学位论文，中国农业大学，2017 年。

杨军：《影响我国中老年人群健康需求的因素分析》，硕士学位论文，东北财经大学，2013 年。

杨青青：《参与式视角下财政扶贫的研究》，硕士学位论文，中国财政科学研究院，2018 年。

姚毅：《中国城乡贫困动态演化的理论与实证研究》，博士学位论文，西南财经大学，2010 年。

尹飞霄：《人力资本与农村贫困研究：理论与实证》，博士学位论文，江西财经大学，2013 年。

赵梓行：《均等化视角下印度医疗服务体系管理研究》，硕士学位论文，湘潭大学，2018 年。

五 外文文献

Abebe F. E. , "Determinants of Rural Households' Vulnerability to Poverty in Chen cha and Abaya Districts, Southern Ethiopia (Microeconometric Analysis)", *Journal of Economics and Sustainable Development*, Vol. 7, No. 21, 2016.

Alwang Jeffrey, "Vulnerability: A View from Different Disciplines", *Social Protection and Labor Policy and Technical Notes*, 2001.

Ashley and Caroline, eds. , *Sustainable Livelihoods: Lessons from Early Experience*, London: Department for International Development, 1999.

Barroy and Helene, et al. , "Sustaining Universal Health Care Coverage in France: A Perpetual Challenge", *GE-NEVA: WHO*, 2014.

Bartfeld Judith, "SNAP, Food Security, and Health", *University of Wisconsin-Madison*, *Institute for Research on Poverty*, 2015.

Beaglehole and Robert, "Priority Actions for the Non-communicable Disease crisis", *Lancet*, Vol. 378, No. 9791, 2011.

Benatar Solly Robert, "The Poverty of the Concept of Poverty Eradication", *South African Medical Journal*, Vol. 106, No. 1, 2016.

Booth Charles, *Life and Labour of the People in London*, London: Macmillan, 1903.

Bourdieu P. Le, "Capital Social: Notes Provisoires", *Actes De La Recherche En Sciences Sociales*, Vol. 31, No. 1, 1980, pp. 3 –6.

Bourguignon Fand Chakravarty S. R., "The Measurement of Multidimensional Poverty", *The Journal of Economic Inequality*, Vol. 1, No. 1, 2003, pp. 25 –49.

Carter M. R. and Maluccio J. A., "Social Capital and Coping with Economic Shocks: An Analysis of Stunting of South African Children", *World Development*, Vol. 31, No. 7, 2003, pp. 1147 –1163.

Castel R., "The Roads to Disaffiliation: Insecure Work and Vulnerable Relationships", *International Journal of Urban and Regional Research*, Vol. 24, No. 3, 2000, pp. 208 –210.

Chambers R. and Conway R., "Sustainable Rural Livelihoods Development: A Practical Concept for the Eleventh Century", *IDS Discussion Paper*, No. 296, 1992.

Chaudhuri S. J. J. A., "Assessing Household Vulnerability to Poverty from Cross-sectional Data-A Methodology and Estimates from Indonesia", *Discussion Papers*, 2002.

Chaudhuri Shubham, "Assessing Household Vulnerability to Poverty from Cross-Sectional Data: A Methodology and Estimates from Indonesia", *Discussion Paper Series New York: Department of Economics, Columbia University*, 2002.

Chen, Yuyu and Ginger Zhe Jin, "Does Health Insurance Coverage Lead to Better Health and Educational Outcomes? Evidence from Rural China", *Journal of Health Economics*, Vol. 31, 2012, pp. 1 – 14.

Coady David, "Targeted Anti-poverty Interventions: A Selected Annotated Bibliography", *International Food Policy Research Institute*, *Mimeo*, 2003.

Coleman J. S., "Social Capital in the Creation of Human Capital", *American Journal of Sociology*, Vol. 94, 1988, pp. 95 – 120.

Coudoue Aline, *Poverty Data and Measurement. Preliminary Draft for a Sourcebook on Poverty Reduction Strategies*, Washington DC: The World Bank, 2000.

David H., Peters A. S. and Yazbeck R. R., et al., "Better Health Systems for India's Poor", New York: The World Bank, 2002.

Der Paritatische Gesamtverband, "Wer die Armen sind", *Der Paritatische Armutsbericht*, 2018.

Dercon Stefan, "Assessing Vulnerability. Draft, Jesus College and CSAE", *Department of Economics. Oxford University*, 2001.

Dercon Stefan, "Vulnerability, Seasonality and Poverty in Ethiopia", *The Journal of Development Studies*, Vol. 36, No. 6, 2000.

Derose K. P. and Varda D. M., "Social Capital and Health Care Access: A Systematic Review", *Medical Care Research and Review: MCRR*, Vol. 66, No. 3, 2009, p. 272.

Diego Battiston, "Income and Beyond: Multidimensional Poverty in Six Latin American Countries", *Social Indicators Research*, Vol. 112, No. 2, 2013.

Dorothee Spannagel, Jan Behringer, Sebastian Gechert and Philipp Poppitz, "Soziale Ungleichheit: Ausmass Entwicklung Folgen", *WSI-Report*, No. 6, 2016.

EkmanB, LiemNT and DucHA, et al., "Health Insurancere form in Vietnam: A Review of Recent Developments and Future Challenges", *Health Policy and Planning*, Vol. 23, No. 4, 2008.

Elgar F. J., Davis C. G. and Wohl M. J., et al., "Social Capital, Health and Life Satisfaction in 50 Countries", *Health & Place*, Vol. 17, No. 5, 2011, pp. 1044 – 1053.

Essue Beverley, "We Can't Afford My Chronic Illness! The Out-of-pocket Burden Associated with Managing Chronic Obstructive Pulmonary Disease in Western Sydney, Australia", *Journal of Health Services Research & Policy*, Vol. 16, No. 4, 2011.

European Community, *Community Charter of Fundamental Social Rights*, EU: European Community, 1989.

Fleury S., Belmartino S. and Baris E., "Reshaping Health Care in Latin America: A Comparative Analysis of Health Care Reform in Argentina, Brazil, And Mexico", *Canada: The International Development Research Centre*, 2000.

Fogel and Robert W., "Economic Growth, Population Theory, and Physiology: The Bearing of Long—Term Processes on the Making of Economic Policy", *American Economic Review*, Vol. 84, No. 3, 1994, pp. 369 – 395.

Für Deutschland V., "Statistisches Bundesamt", *Gesundheitsberichterstattung des Bundes Stuttgart*, 2011.

Galbraith John Kenneth, How much should a country consume? 1958.

Glavovic B. C. and Boonzaier S., "Confronting Coastal Poverty: Building Sustainable Coastal Livelihoods in South Africa", *Ocean & Coastal Management*, Vol. 50, No. 1, 2007, pp. 1 – 23.

Glewwe Pall, "Are Some Groups More Vulnerable to Macroeconomic Shocks than Others? Hypothesis Tests Based on Panel Data from Peru", *Journal of Development Economics*, Vol. 6, No. 1, 1998.

Gloede O., Menkhoff L. and Waibel H. Shocks, "Individual Risk Attitude, and Vulnerability to Poverty among Rural Households in Thailand and Vietnam", *World Development*, Vol. 71, 2015.

Granovetter M., "Economic Action and Social Structure: The Problem of Embeddedness", *American Journal of Sociology*, Vol. 91, No. 3, 1985, pp. 481 – 510.

Grootaert C., "Social Capital, Houshold Welfare, and Poverty in Indonesia", *Policy Research Working Paper*, Vol. 11, No. 1, 2010, pp. 4 – 38.

Grosso A., "Social Support As a Predictor of HIV Testing in At-risk Populations: A Research Note", *Journal of Health and Human Services Administration*, 2010, pp. 53 – 62.

Guthmuller S., Jusot F. and Wittwer J., "Improving Takeup of Health Insurance Program a Social Experiment in France", *Journal of Human Resources*, Vol. 49, No. 1, 2014.

Hamid, Syed Abdul, Jennifer Roberts and Paul Mosley, "Can Micro Health Insurance Reduce Poverty? Evidence from Bangladesh", *Journal of Risk and Insurance*, Vol. 78, No. 1, 2001, pp. 57 – 82.

Haq R., "Quantifying Vulnerability to Poverty in a Developing Economy", *Pakistan Development Review*, Vol. 54, No. 4, 2015.

Harttgen K. and Gunther I., "Estimating Vulnerability to Covariate and Idiosyncratic Shocks", *Ibero America Institute for Econ Research Discussion Papers*, 2006.

Hass-Martin Sass, "Individual Health Risk and Care Ethics, Bioethcs and Biopolitics", *Chinese Medical Ethics 01*, 2007.

Haughton Jonathan and Khandker S. R., *Handbook on Poverty + Inequality*, World Bank Publications, 2009.

Holzmann Robert, "Social Protection Sector Strategy Paper: The World Bank, Social Protection Sector Human Development Network", *Journal of International Development*, Vol. 11, No. 7, 1999.

Holzmann Robert, *The World Bank's Approach to Social Protection in A Globalizing World*, Washington DC: The World Bank, 2003.

Holzmann Robert and Jorgensen S. , "Social Protection As Social Risk Management: A New Conceptual Framework for Social Protection and Beyond", *Social Protection Discussion Working Paper*, No. 6. World Bank: 2000.

Holzmann Robert, "Social Protection as Social Risk Management: Conceptual Underpinnings for the Social Protection Sector Strategy Paper", *Journal of International Development*, 1999.

Hughes D. and Leethongdee S. , "Universal Coverage in the Land of Smiles: Lessons from Thailand's 30 baht Health Reforms", *Health Affairs*, Vol. 26, No. 4, 2007.

Hulme D. and Shepherd A. , "Conceptualizing Chronic Poverty", *World Development*, Vol. 31, No. 3, 2003.

Jorm Anthony F. , "Factors Associated with Successful Ageing", *Australian Tourral on Ageing*, No. 18, 1998.

Ke Xu, David B. Evans and Kei Kawabata, et al. , "Household Catastrophic Health Expenditure: A Multicountry Analysis", *The Lancet*, Vol. 36, No. 9378, 2003.

Klasen Stephan, "Vulnerability to Poverty in South-East Asia: Drivers, Measurement, Responses, and Policy Issues", *World Development*, 2015.

Knutsson P. , "The Sustainable Livelihoods Approach: A Framework for Knowledge Integration Assessment", *Human Ecology Review*, Vol. 13, No. 1, 2006, pp. 90 – 99.

Kuhl Ptricia K. , "Foreign-language Experience in Infancy: Effects of Short-term Exposure and Social Interaction on Phonetic Learning", *Proceedings of the National Academy of Sciences*, Vol. 100, No. 15, 2003.

Leland Hayne E. , *Saving and Uncertainty: The Precautionary Demand for Saving*, Uncertainty in Economics Academic Press, 1978, pp. 127 – 139.

Li X. , Shen J. J. and Lu J. , et al. , "Household Catastrophic Medical Expenses in Eastern China: Determinants and Policy Implications", *BMC*

Health Services Research, Vol. 13, No. 1, 2013.

Ligon Ethan A. , "Evaluating Different Approaches to Estimatin Vulnerability", *Social Protection Discussion Paper*, 2004.

Ligon Ethan, "Measuring Vulnerability", *Economic Journal*, Vol. 113, No. 486, 2003.

Lindert Kathy, "Vulnerability: A Quantitative and Qualitative Assessment", *Guatemala Poverty Assessment Program*, 2002.

Mahal Ajay and Engelgau Michael, *Economic Implications of Non-communicable Disease for India*, Washington DC: World Bank, 2010.

Mc Culloch and Neil, "Vulnerability and Chronic Poverty in Rural Sichuan", *World Development*, Vol. 31, No. 3, 2003.

Mendenhall E. , Kohrt B. A. and Norris S. A. , et al. , "Non-communicable Disease Syndemics: Poverty, Depression, and Diabetes among Low-income Populations", *Lancet*, Vol. 389, No. 10072, 2017.

Ministry of Health Singapore, "Chinese Information Booklet for the Newly Insured", *Singapore: Central Provident Fund Board*, 2015.

Ministry of Health Singapore, "Contribution and Allocation Rates", *Singapore: Central Provident Fund Board*, 2016.

Morgan A. and Haglund J. A. , "Social Capital Does Matter for Adolescent Health: Evidence from the English HBSC Study", *Health Promote*, No. 24, 2019, pp. 363 – 372.

Mundial Banco, "Poverty and Shared Prosperity 2018: Piecing Together the Poverty Puzzle", *Washington DC: Grupo Banco Mundial*, 2018.

Murambadoro M. , "How the Sustainable Livelihoods Framework Can Contribute towards Sustainable Social Development: Where Are We Going?", *Science*, Vol. 150, No. 3702, 2009.

Nay and Olivier, et al. , "Achieving Universal Health Coverage in France: Policy Reforms and the Challenge of Inequalities", *The Lancet*, Vol. 387, No. 10034, 2016.

Ndiaye S. M. , Quick L. , Sanda O. and Niandou S. , "The Value of Community Participation in Disease Surveillance: A Case Study? from Niger", *Health Promote*, Vol. 18, 2003, pp. 89 – 98.

Nguyen P. , Hanh D. B. and Lavergne M. R. , et al. , "The Effect of A Poverty Reduction Policy and Service Quality Standards on Commune-levelprimary Healthcare Utilization in Thai Nguy- en Province, Vietnam", *Health Policy and Planning*, Vol. 25, No. 4, 2010.

Novignon Jacob, "Health and Vulnerability to Poverty in Ghana: Evidence from the Ghana Living Standards Survey Round 5", *Health Economics Review*, Vol. 2, No. 1, 2012.

Oshio Takashi, "Income Inequality, Area-level Poverty, Perceived Aversion to Inequality, and Self-rated Health in Japan", *Social Science & Medicine*, Vol. 69, No. 3, 2009.

Prakongsai P. , Tangcharoensathien V. and Tisayatikom K. , "Who Benefits from Government Health Spending Before and After Universal Coverage in Thailand?", *Journal of Health Science*, No. 4, 2007.

Prince Martin J. , "The Burden of Disease in Older People and Implications for Health Policy and Practice", *Lancet*, Vol. 385, No. 9967, 2015.

Reardon Thomas, "Links between Rural Poverty and the Environment in Developing Countries: Asset Categories and Investment Poverty", *World Development*, Vol. 23, 1995.

Ross, Catherine E. and John Mirowsky, "Does Medical Insurance Contribute to Socioeconomic Differentials in Health?", *Milbank Quarterly*, Vol. 78, No. 2, 2011, pp. 291 – 321.

Rowntree Benhamin Seebohm, *Poverty: A Study of Town Life*, London: Macmillan, 1901.

Russell Steven, "The Economic Burden of Illness for Households in Developing Countries: A Review of Studies Focusing on Malaria, Tuberculosis, and Human Immunodeficiency Virus/acquired Immunodeficiency Syndrome", *The American Journal of Tropical Medicine and Hygiene*, Vol. 71, No. 2, 2004.

Sakunphanit and Thaworn, "Universal Health Care Coverage through Pluralistic Approaches: Experience from Thailand", *International Labour Organization ILO Subregional Office for East Asia*, 2008.

Sauratbh Sinha, "Damaging Fluctuations, Risk, and Poverty: A Review, Background Paper for the World Development Report 2000/2001", *World Bank*, 2000.

Scaramozzino Pasquale, "Measuring Vulnerability to Food Insecurity", *ESA Working Paper*, 2006.

Schuller T., Baron S. and Field J., "Social Capital: A Review and Critique", *Social Capital: Critical Perspectives*, 2000, pp. 1 – 39.

Sen Amartya, "Commodities and Capabilities", OUP Catalogue, Oxford University Press, 1999.

Shorrocks and Anthony, "Decomposition Procedures for Distributional Analysis: A Unified Framework Based on the Shapley Value", *Journal of Economic Inequality*, 2013.

Siordia C. and Ramos A. K., "Risk for Disability and Poverty Among Central Asians in the United States", *Central Asian Journal of Global Health*, Vol. 4, No. 2, 2015.

Statista, *Armutsgefährdungsquote in Deutschland nach Alter im Jahr*, 2017.

Statista, *Ist Armut in Deutschland heutzutage ein (sehr) großes Problem?*, 1996.

Stefan Dercon, "Vulnerability, Seasonality and Poverty in Ethiopia", *Journal of Development Studies*, Vol. 36, No. 6, 2000.

Strauss John, "Health, Nutrition and Economic Development", *Papers*, Vol. 36, No. 2, 1995.

Su T. T., Kouyaté B. and Flessa S., "Catastrophic Household Expenditure for Health Care in a Low-income Society: A Study from Nouna District,

Burkina Faso", *Bulletin of the World Health Organization*, Vol. 84, No. 1, 2006.

Tangcharoensathien V., Prakongsai P. and Limwattananon S., et al., "Achieving Universal Coverage in Thailand: What Lessons do We Learn?", *Available at SSRN* 1111870, 2007.

Timmerman Peter: "Vulnerability, resilience and the collapse of society: a review of models and possible climatic applications", *Institute for Environmental Studies*, *University of Toronto*, 1981.

UNDP, *Human Development Report*, 1996.

United Nations Department of Economic and Social Affairs (UN DESA), World population ageing 2013, New York (NY): UN DESA, Population Division (http://www.un.org/en/development/desa/population/Publications/pdf/ageing/World Population Ageing 2013. pdf, accessed 10 June 2015).

Weinberge K., "The Role of Local Organizations in Risk Management: Some Evidence from Rural Chad", *Quarterly Journal of International Agriculture*, Vol. 39, No. 3, 2000.

Wilkinson I., "The Risk Society and Beyond: Critical Issues for Social Theory", *Health, Risk & Society*, Vol. 5, No. 1, 2000, pp. 107 – 108.

Woetzel Jonathan, "Preparing for China's Urban Billion", *McKinsey Global Institute* 1, 2009.

World Bank, *World Development Report* 1981, Washington DC: World Bank, 1981.

World Health Organization and The World Bank, *Tracking Universal Health Coverage: 2017 Global Monitoring Report*, 2017.

Xiao L. D., Wang J. and He G. P., et al., "Family Caregiver Challenges in Dementia Care in Australia and China: A Critical Perspective", *Bmc Geriatrics*, Vol. 14, No. 1, 2014.

Yan K., *Poverty Alleviation in China*, Berlin Heidelberg: Springer, 2016.

Yeakey C. C. , "Dare to be Sick: Poverty and Health Among Vulnerable Populations", *Advances in Education in Diverse Communities Research Policy & Praxis*, Vol. 8, No. 8, 2012.

Yip W. and Hsiao W. C. , "Non-evidence-based Policy: How Effective Is China's New Cooperative Medical Scheme in Reducing Medical Impoverishment?", *Social Science & Medicine*, Vol. 68, No. 2, 2009.

Zhang W. , Wei M. and Gerontology I. O. , "A Study on the Factors Associated with Preferences for Institutional Care of the Elderly in Urban China: Evidences from Xicheng District of Beijing", *Population & Economics*, Vol. 6, 2014.

后　记

　　罹患疾病是人类不可规避的自然风险，但是因病致贫却是各国政府都在致力规避的社会风险。我国的脱贫攻坚正在举全国之力、东西协作、上下联动，力图在短时间内减少现有贫困人群。当本书稿交付印刷之时，已经跨入了脱贫攻坚的收官之年。随着贫困地区脱贫摘帽，绝大多数现有贫困人口相继摆脱贫困，开始奔向社会主义新时期的小康社会建设中去。

　　健康问题是全面解决贫困人群"两不愁三保障"的重要内容，意义重大，但任务艰巨。在人口老龄化、城镇化、空巢化、疾病谱由急性传染性疾病为主转为慢性非传染性疾病为主的大背景下，健康贫困的消除及防范必然是一场持久战。现阶段的健康扶贫工作的主要目标是消除现有健康贫困人群，包括本人在内的全国人民对此都充满信心。但我更加关心的是未来可能会因病致贫的这部分群体，如何预测性地识别这部分群体，如何前瞻性地采取干预策略，于是有了本著作的相关研究构想及部分研究结果。

　　现有健康扶贫从看得起病、看得上病、看得好病、少生病/不生病四个方面着手采取针对性减贫策略，对于短时间内有目标性和高效率地遏制贫病恶性循环发挥了巨大作用。同时也证实了控制健康致贫风险、提升正式与非正式健康支持性体系对于消除现有贫困发挥着非常积极的作用。以此为依据，在我国基本消除绝对贫困，工作重心专项迎击相对贫困之时，通过健康风险识别指标确定健康贫困脆弱性人群、通过完善社会支持性策略提升健康贫困脆弱性人群的风险抵御能力，将是在与现行政策的衔接基础上对健康扶贫政策的延续和优化。

　　本研究的顺利开展得益于教育部人文社会科学研究规划基金项目（编号：16YJA840013）和国家自然科学基金面上项目（编号：71673093）资助，得益于包括复旦大学、山东大学、武汉大学、南京医科大学、哈尔滨医科大学、安徽医科大学、重庆医科大学、杭州师范大学在内的诸多同行专家的学术争鸣和指点，也得益于研究过程中调研现场机构提供的鼎力协助。我的学生们（刘跃、李艾春、向琴、马樱、王雪莹等）不仅在研究设计阶段就与我一道，经历了一次又一次的自我否定和自我突破，而且在酷暑时节与我并肩深入农村贫困地区进行入户调查，在后期的数据分析、文字撰写过程中也一丝不苟、任劳任怨，让我倍感欣慰，在此也一并感谢。

　　虽然在研究过程中广泛学习吸纳了相关学者的学术观点和国内外相关实践经验，但本人相信学无止境，受限于个人能力和学时，文中难免有所疏漏，论断可能也有失偏颇。然而，管理科学研究的美妙之处就在于不断地推陈出新，在不断的假设、推理和验证中找到管理的规律和可操作性的实践策略。因此，欢迎与各位读者探讨交流、并得到提携指正。